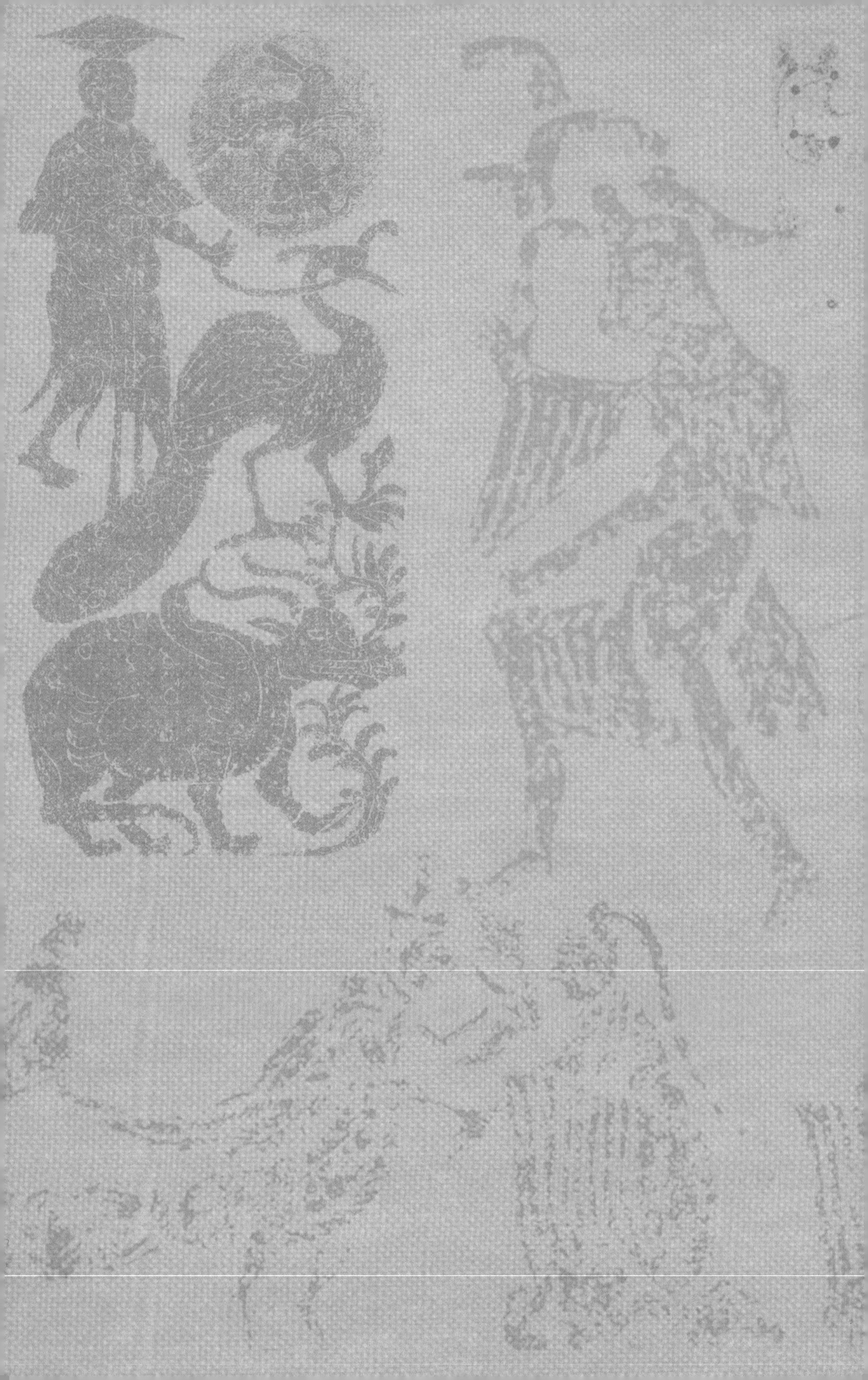

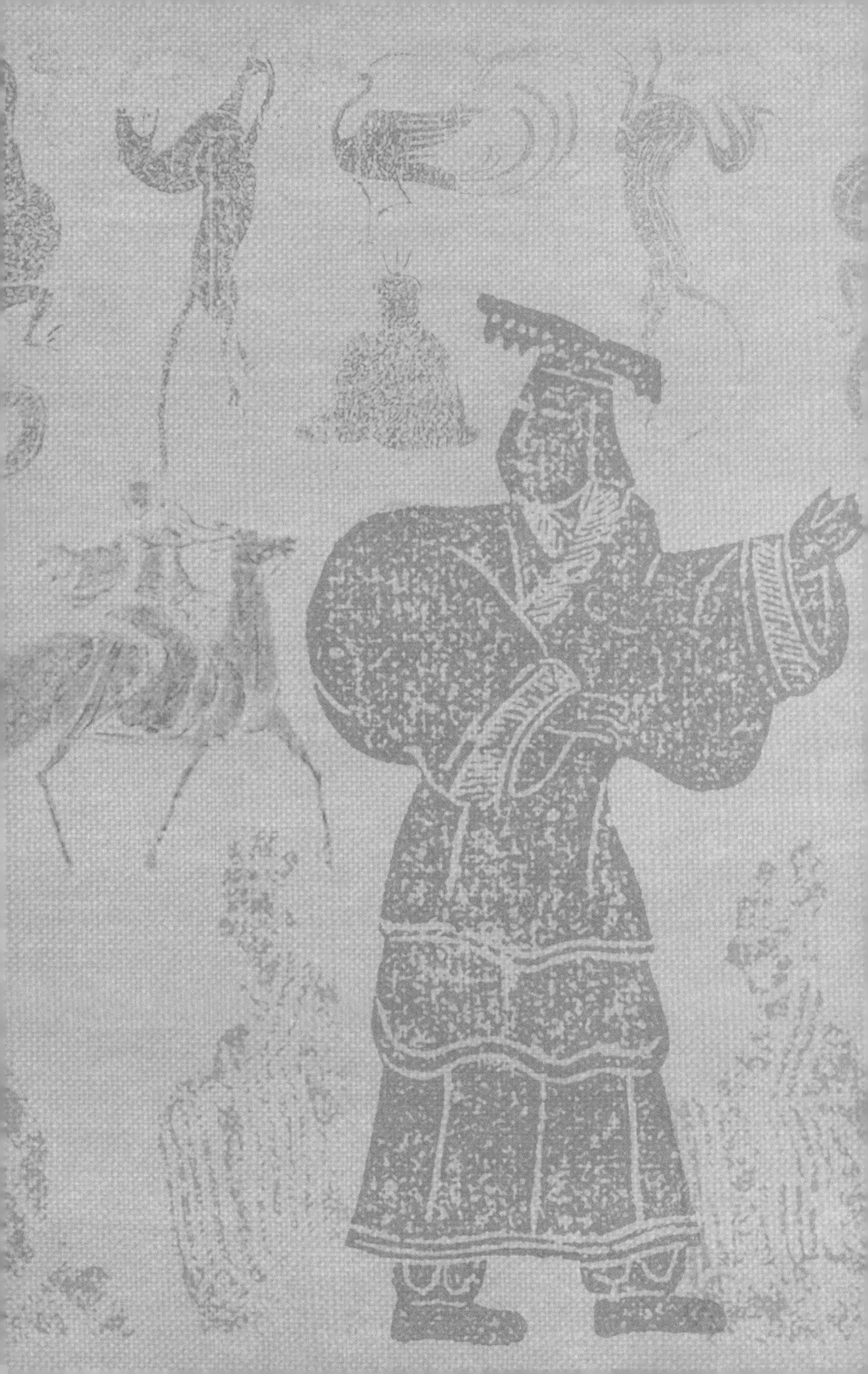

中国古医籍整理丛书（续编）

医学集要

清·朱凤台　纂

邢玉瑞　苗彦霞　校注

全国百佳图书出版单位
中国中医药出版社
·北　京·

图书在版编目（CIP）数据

医学集要/(清)朱凤台纂；邢玉瑞，苗彦霞校注
.—北京：中国中医药出版社，2024.4
(中国古医籍整理丛书．续编)
ISBN 978-7-5132-8188-1

Ⅰ.①医… Ⅱ.①朱… ②邢… ③苗… Ⅲ.①中医典籍-中国-清代 Ⅳ.①R2-52

中国国家版本馆CIP数据核字（2023）第099168号

中国中医药出版社出版
北京经济技术开发区科创十三街31号院二区8号楼
邮政编码 100176
传真 010-64405721
廊坊市祥丰印刷有限公司印刷
各地新华书店经销

开本 710×1000 1/16 印张 18.5 字数 199千字
2024年4月第1版 2024年4月第1次印刷
书号 ISBN 978-7-5132-8188-1

定价 79.00元
网址 www.cptcm.com

服 务 热 线 010-64405510
购 书 热 线 010-89535836
维 权 打 假 010-64405753

微信服务号 zgzyycbs
微商城网址 https://kdt.im/LIdUGr
官 方 微 博 http://e.weibo.com/cptcm
天猫旗舰店网址 https://zgzyycbs.tmall.com

如有印装质量问题请与本社出版部联系（010-64405510）

前 言

中医药古籍是中华优秀传统文化的重要载体，也是中医药学传承数千年的知识宝库，凝聚着中华民族特有的精神价值、思维方法、生命理论和医疗经验，也是现代中医药科技创新和学术进步的源头和根基。保护好、研究好和利用好中医药古籍，是弘扬中华优秀传统文化、传承中医药学术、促进中医药振兴发展的必由之路，事关中医药事业发展全局。

中共中央、国务院高度重视中医药古籍保护与利用工作，有计划、有组织地开展了中医药古籍整理研究和出版。特别是党的十八大以来，一系列中医药古籍保护、整理、研究、利用的新政策相继出台，为守正强基础，为创新筑平台，中医药古籍事业迈向新征程。《中共中央 国务院关于促进中医药传承创新发展的意见》《关于推进新时代古籍工作的意见》《“十四五”中医药发展规划》《中医药振兴发展重大工程实施方案》等重要文件均将中医药古籍的保护与利用列为工作任务，提出要加强古典医籍精华的梳理和挖掘，推进中医药古籍抢救保护、整理研究与出版利用。国家中医药管理局专门成立了“中医药古籍工作领导小组”，以加强对中医药古籍保护、整理研究、编辑出版以及古籍数字化、普及推广、人才培养等工作的统筹，持续推进中医药古籍重大项目的规划与组织。

2010 年，财政部、国家中医药管理局设立公共卫生资金专项“中医药古籍保护与利用能力建设项目”。2018 年，项目成果结集为《中国古医籍整理丛书》正式出版，包含 417 种中医药古籍，内容涵盖了医经、基础理论、诊法、伤寒金匮、温病、本草、方书、内科、外科、女科、儿科、伤科、眼科、咽喉口齿、针灸推拿、养生、医案医话医论、医史、临证综合等门类，时间跨越唐、宋、金元、明以迄清末，绝大多数是第一次校注出版，一批孤本、稿本、抄本更是首次整理面世。第九届、第十届全国人大常委会副委员长许嘉璐先生听闻本丛书出版，欣然为之作序，对本项工作给予高度评价。

2020 年 12 月起，国家中医药管理局立项实施“中医药古籍文献传承专项”。该项目承前启后，主要开展重要古医籍整理出版、中医临床优势病种专题文献挖掘整理、中医药古籍保护修复与人才培训、中医药古籍标准化体系建设等 4 项工作。设立“中医药古籍文献传承工作项目管理办公室”，负责具体管理和组织实施、制定技术规范、举办业务培训、提供学术指导等，全国 43 家单位近千人参与项目。本专项沿用“中医药古籍保护与利用能力建设项目”形成的管理模式与技术规范，对现存中医药古籍书目进行梳理研究，结合中医古籍发展源流与学术流变，特别是学术价值和版本价值的考察，最终选定 40 种具有重要学术价值和版本价值的中医药古籍进行整理出版，内容涉及伤寒、金匮、温病、诊法、本草、方书、内科、外科、儿科、针灸推拿、医案医话、临证综合等门类。为体现国家中医药古籍保护与利用工作的延续性，命名为《中国古医籍整理丛书（续编）》。

当前，正值中医药事业发展天时地利人和的大好时机，中医药古籍工作面临新形势，迎来新机遇。中医药古籍工作应紧紧围绕新时代中医药事业振兴发展的迫切需求，持续做好保护、整理、研究与利用，努力把古籍所蕴含的中华优秀传统文化的精神标识和具有当代价值、世界意义的文化精髓挖掘出来、提炼出来、展示出来，把中医药这一中华民族的伟大创造保护好、发掘好、利用好，为建设文化强国和健康中国、助力中国式现代化、建设中华民族现代文明、实现中华民族伟大复兴贡献更大力量。

中医药古籍文献传承工作项目管理办公室

2024 年 3 月 6 日

许 序

“中医”之名立，迄今不逾百年，所以冠以“中”字者，以别于“洋”与“西”也。慎思之，明辨之，斯名之出，无奈耳，或亦时人不甘泯没而特标其犹在之举也。

前此，祖传医术（今世方称为“学”）绵延数千载，救民无数；华夏屡遭时疫，皆仰之以度困厄。中华民族之未如印第安遭染殖民者所携疾病而族灭者，中医之功也。

医兴则国兴，国强则医强。百年运衰，岂但国土肢解，五千年文明亦不得全，非遭泯灭，即蒙冤扭曲。西方医学以其捷便速效，始则为传教之利器，继则以“科学”之冕畅行于中华。中医虽为内外所夹击，斥之为蒙昧，为伪医，然四亿同胞衣食不保，得获西医之益者甚寡，中医犹为人民之所赖。虽然，中国医学日益陵替，乃不可免，势使之然也。呜呼！覆巢之下安有完卵？

嗣后，国家新生，中医旋即得以重振，与西医并举，探寻结合之路。今也，中华诸多文化，自民俗、礼仪、工艺、戏曲、历史、文学，以至伦理、信仰，皆渐复起，中国医学之兴乃属必然。

迄今中医犹为国家医疗系统之辅，城市尤甚。何哉？盖一则西医赖声、光、电技术而于20世纪发展极速，中医则难见其进。二则国人惊羡西医之“立竿见影”，遂以为其事事胜于中医。然西医已自觉将入绝境：其若干医法正负效应相若，甚或负远逾于正；研究医理者，渐知人乃一整体，心、身非如中世纪所认定为二对立物，且人体亦非宇宙之中心，仅为其一小单位，与宇宙万象万物息息相关。认识至此，其已向中国医学之理念“靠拢”矣，虽彼未必知中国医学何如也。唯其不知中国医理何如，纯由其实践而有所悟，益以证中国之认识人体不为伪，亦不为玄虚。然国人知此趋向者，几人？

国医欲再现宋明清高峰，成国中主流医学，则一须继承，一须创新。继承则必深研原典，激清汰浊，复吸纳西医及我藏、蒙、维、回、苗、彝诸民族医术之精华；创新之道，在于今之科技，既用其器，亦参照其道，反思己之医理，审问之，笃行之，深化之，普及之，于普及中认知人体及环境古今之异，以建成当代国医理论。欲达于斯境，或需百年欤？予恐西医既已醒悟，若加力吸收中医精粹，促中医西医深度结合，形成21世纪之新医学，届时“制高点”将在何方？国人于此转折之机，能不忧虑而奋力乎？

予所谓深研之原典，非指一二习见之书、千古权威之作；就医界整体言之，所传所承自应为医籍之全部。盖后世名医所著，乃其秉诸前人所述，总结终生行医用药经验所得，自当已成今世、后世之要籍。

盛世修典，信然。盖典籍得修，方可言传言承。虽前此50余载已启医籍整理、出版之役，惜旋即中辍。阅20载再兴整理、出版之潮，世所罕见之要籍千余部陆续问世，洋洋大观。

今复有“中医药古籍保护与利用能力建设”之工程，集九省市专家，历经五载，董理出版自唐迄清医籍，都400余种，凡中医之基础医理、伤寒、温病及各科诊治、医案医话、推拿本草，俱涵盖之。

噫！璐既知此，能不胜其悦乎？汇集刻印医籍，自古有之，然孰与今世之盛且精也！自今而后，中国医家及患者，得览斯典，当于前人益敬而畏之矣。中华民族之屡经灾难而益蕃，乃至未来之永续，端赖之也，自今以往岂可不后出转精乎？典籍既蜂出矣，余则有望于来者。

谨序。

第九届、十届全国人大常委会副委员长

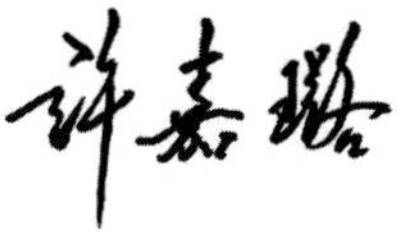

二〇一四年冬

校注说明

《医学集要》九卷，清初朱凤台等纂。此书正文各卷之前所署作者之名，除卷九署为“古绩唐云龙玄真父原本，靖江朱凤台慎人父增删，姑苏孙胤嘉昌所校对”之外，前八卷均署为“靖江朱凤台慎人甫纂（订）定”。因此，从卷首署名来看，该书当为朱凤台所纂。但其目录之下的署名却是“通州卢恒胤龙孙父，武进金敞廓明父，靖江朱易暗卿父，靖江朱凤台慎人父，海门丁元弼右升父，靖江朱锷肃瞻父同纂”。也就是说，目录所记载的作者有六人，依次为卢恒胤（龙孙）、金敞（廓明）、朱易（暗卿）、朱凤台（慎人）、丁元弼（右升）、朱锷（肃瞻）。书前有康熙戊申年（1668）的序文二篇，前序作者为朱凤台，后序作者为朱易。朱易与朱凤台同里，自称“眷弟”，当为朱凤台的同辈姻亲。其序提到：“适朱慎翁以《医学集要》一书，惠然见示，书凡九卷，大小内外，各有分科，考论集方，皆归精要。凡予之数十季，怀此而未能者，慎翁已不惮穷源撷妙，如数家珍。”观其意，此书是朱凤台摘抄而成。但朱凤台序明确介绍了此书的编辑宗旨及主要有功人员：“是集也，亦详亦慎，必躬必亲。非经已验，不敢误人。其搜罗采辑，实赖卢君龙孙；而较订损益，斟量去取，则朱君暗卿暨其孙肃瞻之功居家云。”据此可知，朱凤台虽为此书的组织者和摘抄者，但卢恒胤在“搜罗采辑”文献方面，朱易与其孙朱锷在“较订损益，斟量去取”方面，都颇有贡献。目录中还提到了金敞、丁元弼二人，他们也当是参与资料收集或校订损益者。此外，朱凤台的儿子廷客（我嘉）、廷宏（父定）、廷宋（嗣殷）、廷宁（式屏）、廷宫（中治）、廷密（近宸），侄子廷宛（西域）也都参与了其中某一卷的校对工作。

据《孤本医籍叙录集》郑金生考证，朱凤台为靖江（今属江苏）人，明末为儒生，清初中进士，后入仕途。朱氏因幼年出痘险些为医者所误，故长而留心医学，在卢恒胤、朱易、朱锷等人的帮助下，编纂成《医学集要》九卷。此后又校订朱巽之《痘科键》，刊以传世。

本书前有自序与朱易叙，正文共九卷。首卷为若干诊治理论问题，卷二至卷五为内科杂病，卷六为伤寒，卷七为妇科，卷八为小儿科，卷九为外科。此书涉及医学各科，覆盖面较广，但内容十分简要，非常符合其书“集要”之名。作者采录了《黄帝内经》《伤寒杂病论》《脉经》《中藏经》《丹溪心法》《崔氏脉诀》《医家秘奥》《古今医鉴》《赤水玄珠》《医学六要》《卫生易简方》《续医说》等诸多著作的内容，加以糅合论说，某些论说之后，间或附有纂集者自己的见解。其共同特点是不讲求理论的系统介绍，注重临床实际，重点讨论临证中庸医忽略或错误的内容。其中最后一卷外科，题署为“古绩唐云龙玄真父原本”，说明该卷以唐云龙所撰之书为主体，再经朱凤台增删，而不是像前面各卷一样广泛辑录前人论说。

朱凤台《医学集要》一书，国内天津医学高等专科学校图书馆仅存清刻本前四卷，字迹清楚，几无文字残缺漫漶。日本公文书馆内阁文库存有该书的清康熙七年序刊本一部、江户写本一部。中医古籍出版社据清康熙七年刻本影印出版，但内有少数残破蠹蚀之处。本次整理，以中医古籍出版社影印本为底本，以天津医学高等专科学校图书馆藏清刻本为主校本，以所引古籍通行本为他校本。具体校注方法如下：

1. 原文繁体竖排，均改为规范简化字，版式采用横排并进行现代标点。

2. 原文中因刻写致误的明显错别字，予以径改，不出校。

3. 原文中的古字、异体字、俗写字，以规范简化汉字律齐，径改不出校。如“仝”改为“同”、“悮”改为“误”、“叅”改为“参”等。

4. 原文中的通假字保留，于首见处出注说明。

5. 原文中药名的异文保留，于首见处出注说明。

6. 原文中可以确认的脱文、衍文、文字颠倒，据对校或他校资料校正，或据文义校正，并出校说明。

7. 原文中字词无误而对校或他校资料义胜，或有参考意义者，酌情出校。

8. 原文中字词疑难或生僻者，予以简注，个别冷僻字词加以注音和解释。

9. 底本模糊不清难以辨认者，以虚阙号“□”表示，按所脱字数一一补入。

10. 原文中明引前代文献，简注说明。其中引用文献与原文无误者，用“语出”；引用与原文有出入者，用“语本”。不能确定最早出处，而可能见于多个著作者，用“语见”。

11. 原书中方位词“左”“右”作今“下”“上”义者，分别改为“下”“上”。

序

昔东坡喜酿酒以饮客，曰饮者沾醉[1]，吾为之神畅。又喜制药以疗人，曰病者得药，吾为之体轻。至哉斯言，得斯解者可以悟夫万物一体之实际矣。予尝见夫冬月而泅者，裸身濡沫，没顶陷胸，时予方拥貉戴貂，然不禁对之而寒栗。又尝见夫夏月而锻者，扬锤挥汗，焰烈星喷，时予方乘风摇翣[2]，然不觉对之而体蒸。又尝见夫操舟济江者，樯断橹折，飘转惊涛中，其危亡在于呼吸，时予方兀坐山巅，然望之而俨若摇荡于烟波浩淼间，恍惚震撼而莫定，为之目眩而神慑。迨既久而追思其事，向客言之，犹时欲齿击口张而毛竖。夫泅在他人，而已为之寒；锻在他人，而已为之热；险在他人，而已为之悸。于此知坡公之言，信不我欺也。岂有见他人之呻吟疾苦，而漠然不一切恫瘝[3]于己身者乎？切，故思有以疗之；疗，又思有以广之。切之疗之广之，当无有过于集方书以喻之之为善也。盖集方书以喻之者，俾之家自为急，户自为救，人自为治，而吾无所尸功焉。是犹之乎疗饥者，而喻之以耕耨；疗寒者，而喻之以桑麻；疗贫者，而喻之以力啬；疗愚者，而喻之以诗书；疗梗顽悖乱者，而喻之以礼乐教化。在已未少费，而于人正无所不惠，岂以为功哉！亦曰饮者沾醉，吾为之神畅；病者得药，吾为之体轻。行坡公之志云尔，虽然，切四海之恫瘝者，亦当

---

① 沾醉：大醉。
② 翣：古代帝王仪仗中的大掌扇。此处指扇子。
③ 恫瘝（tōng guān 嗵官）：谓关怀人民疾苦。

聚四海之闻见，不佞僻处孤独，挂漏必多。倘嗣是而后，有能继而辑之，益补其所未备，为造物广生机，为国家广生养。想宜仁人君子之有同心也，不佞拭目俟之矣。是集也，亦详亦慎，必躬必亲。非经己验，不敢误人。其搜罗采辑，实赖卢君龙孙而较订损益，斟量去取，则朱君暗卿暨其孙肃瞻之功居家云。

康熙戊申夏日靖江朱凤台题于留耕堂

医学集要叙

医之为道，仁术也。轩岐而下，此孳彼乳，著为方书者，不下千余家。若长桑扁仓①，皆神异无传，求其可宗者，则有张仲景。昔父潞公尝谓仲景为群方之祖，意其得轩岐之精者耶。后此则有若葛洪，若孙思邈，皆兼以丹龟之秘，传者绝少。至若朱丹溪、李东垣、刘河间出，合之仲景，始为四大家，后又有八大家之名。而王叔和、成无己辈，亦多所论述，大抵伤寒则宗仲景，杂症则效丹溪，调脾胃则仿东垣，辨滞下之症则考河间，此其大概也。最后，王肯堂搜辑群书，陶铸百家，独称宗匠，医家精旨，综括无遗，譬之百川之归沧海，万山之本昆仑，观止矣。然卷帙浩繁，学者多苦力不能致。予留心博涉，几数十载，欲为之删繁就简，以成一家言，使前贤诸案，一旦破荒相见，以年已垂白②，精力久衰，贯穿群流，有志未逮。顾兹颓景，每用叹悼。适朱慎翁以《医学集要》一书，惠然见示，书凡九卷，大小内外，各有分科，考论集方，皆归精要。凡予之数十季，怀此而未能者，慎翁已不惮穷源撷妙，如数家珍，不特予一人老眼为之一快，且使学者不误于救治，而有以蠲人之痛，保人之生，即亦天下后世之幸也。抑予因是更有感焉，古君相之于天下也，其所为治之之法，亦详且密矣，乃后世用之者，有效有不效，或遂以为法，当任其咎，而不知此非法之过，乃用法者之过也。法固有其宜矣，宜则尤当以意通之。

① 长桑扁仓：即长桑君、扁鹊、仓公。见《史记·扁鹊仓公列传》。
② 垂白：白发下垂。谓年老。

所谓意者，非我一人之意，即古人之法之意也。究之古人无法，亦不过理而已矣。理之所在，古人与今人无弗同者，要在虚以求之，慎以审之，期无戾于理，以期无戾于古人之法，如是而已矣。倘学者持此书辄欣欣然号于众曰：医不过如是而止。我能是，是亦足矣！则又岂慎翁辑是书之心哉！予故书此，并告夫读是书者。

康熙戊申寎①月之朔　眷弟朱易顿首②题

① 寎（bǐng 丙）：农历三月的别称。

② 顿首：尊崇对方的敬语。

目　录

通州卢恒胤龙孙父 武进金敞廓明父 靖江朱易暗卿父
靖江朱凤台慎人父 海门丁元弼右升父 靖江朱锷肃瞻父同纂

① 脉大……阴亏论：原作“脉大病进，脉数气耗阴亏”，据正文改。
② 论：原脱，据正文补。
③ 补议：原脱，据正文补。
④ 论：原脱，据正文补。
⑤ 论：原脱，据正文补。

卷之二

卷之三

① 诸风：原脱，据正文补。此后原有“论风气将护大法、论卒中风气痰火等症急救法、论卒中多主于虚不可概作风治、辩偏风偏枯半身不遂痿痹症治、痹症与偏风偏枯同类惟痛与麻稍别、风症七科”，为“诸风”下二级目录，且部分与正文不符，故删。

② 七种风科通用急方：原脱，据正文补。

③ 七孔损伤因病用药：此后原有“耳聋属肾虚、眼瞎知心病、鼻塞知肺病、眉落知肝病、牙落是肾及大肠病、筋缩骨断是髓病、鼻坠是肺脾三焦病、口歪乃肝及膀胱病、声哑是心脾胃病”，正文未作为标题，故删。

④ 七种风症治法：原无，据文中“已后系七种风症治法”补。此后原有“大麻风、烂麻风、云头风、蚂蚁布阵风、马来风、剪指风、麻上麻下风”，正文未作为标题，故删。

⑤ 诸暑：原脱，据正文补。此后原有“暑天乘凉郁遏卫气论、气虚中暑昏仆不可作风痰症治论、暑月过食生冷内伤症治论、清暑益气等方及验案”，为“诸暑”下二级目录，故删。

⑥ 治法：原脱：据正文补。

⑦ 调补脾胃论：原作“脾胃”，据正文改。

⑧ 论：原脱，据正文补。

⑨ 诸肺痈因治嗽过用峻药之误：原作“肺痈因治嗽过用峻药”，据正文改。

卷之四

卷之五

① 症治论：原脱，据正文补。

② 泄泻有标症真脏症治：原作“论泻有标症真脏症案验并方”，正文标题更为简明，故据改。

③ 论胀满分寒热：论，原作“诸”，据正文改。此后原有“附：治肿方”，据正文删。

④ 疸：原作“疽”，据正文改。

⑤ 论大便结燥不可频用下药：原脱，据正文补。

卷之六

卷之七

---

① 小便：原作“大小便”，据正文改。

② 辨传足不传手经谬论：此原在“辨三阴无传经”后，据正文乙转。

③ 察伤寒目法：原作“辨目”，据正文改。

④ 察伤寒舌法：原作“察舌”，据正文改。

⑤ 察病人心胸有无痛处法：原无“法”字，据正文补。原在“察大小便通利”后，据正文乙转。

⑥ 法：原脱，据正文补。

⑦ 法：原脱，据正文补。

⑧ 十六证：原脱，据正文补。

⑨ 类伤寒五证：原脱，据正文内容及《医宗必读》卷五补。

卷之八

① 癖疾：原脱，据正文补。
② 小便不通：原作“大小便”，据正文改。

卷之九

---

① 大便不通：原脱，据正文补。
② 旨归：此后原有“七条”2字，据正文删。
③ 辨痈疽浅深论：原作“辨浅深”，据正文改。
④ 辨痈疽虚实论：原作“辨虚实”，据正文改。
⑤ 痈疽固本论：原作“固本”，据正文改。
⑥ 痈疽不可妄下论：原作“不可妄下”，据正文改。
⑦ 论：原脱，据正文补。此后三标题同。
⑧ 法：原脱，据正文补。此后三标题同。
⑨ 别疮疡五善七恶：原无“疮疡”2字，据正文补。
⑩ 辨疮疡阴阳治法难易：原无“疮疡”2字，据正文补。
⑪ 疮疡：原脱，据正文补。
⑫ 足太阳膀胱经：此后原有“上下搭、对口枕痈”，非一级标题，故删。

① 足少阴肾经：此后原有“喉痈、便毒、重舌、臁疮”，非一级标题，故删。

② 手厥阴心胞络经：此后原有“疮疖”2字，正文无此内容，故删。

③ 手少阳三焦经：此后原有“结核瘤气”，非一级标题，故删。

④ 少阳：原作“小肠”，据正文改。

⑤ 大：原脱，据正文补。

⑥ 附……膏药三种：原作“膏药四种”，据正文改。此后原有“灵药、阴疽”，据正文删。

⑦ 腊梨：“瘌痢”的谐音。指黄癣，俗称秃疮。

⑧ 方：原脱，据正文补。

卷之一

靖江朱凤台慎人甫纂定　男廷客我嘉甫对读

诊候大要论

《医说会编[①]》云：医乃人之司命，不可妄意为之。须心中晓然，指下明白，以形证脉，以脉究病。按指当有法，而指无太遽。视病必有源，而病必详推。然后察人之虚实，视人之寒燠，体之肥瘠，以至风土异宜，饮食异好。如西北山广土厚，俗食黍麦梁肉[②]，故其禀差[③]壮，而多风痹之疾；东南土薄水深，俗食粳稻鱼虾，故其禀差弱，而多脾胃之病。更询其平日嗜欲起居如何，则知其所因而施治。心诚求之，思过半矣。

脉大则病进，脉数则气耗阴亏论

丹溪先生曰：脉，血之所为，属阴。大，洪之别名，火之象，属阳。其病得之于内伤者，阴虚为阳所乘，故脉大当作虚治之。其病得之外伤者，邪气客于经，脉亦大，当作邪胜治之。合二者而观之[④]，皆病症方长之势也，故谓之病进[⑤]。愚按：此

① 医说会编：明·周恭撰，十八卷，成书于弘治年间。

② 梁肉：泛指美食佳肴。梁，通“粱”。《说文通训定声·壮部》曰：“梁，假借为‘粱’。”

③ 差：略微，比较。

④ 之：原脱，据《格致余论·脉大必病进论》补。

⑤ 脉……故谓之病进：语本《格致余论·脉大必病进论》。

说独言脉、血，而不及气，其义尚有未尽。夫脉乃气息之应，不过假①血脉为道路耳。倘气息已绝，虽有其血，安能动乎！尝验病甚者，脉多及五至以上，脉增则病增，脉减则病减。大凡平人之息，昼夜三千五百通②，能存养调停，定一息，有一息之益。彼久病虚损者，气将去形，则息短促，而脉应之，此等极难回生。俗医以为数脉，作实热治之，过用寒凉，重伤胃气，是促其毙也。惟宜大凝气血之药，佐以清润之剂，间有生者，务须详慎。

按：无病之人，其脉或有一息五至有奇者，有一息三至无余者，盖亦生禀使然，或云性急者脉急，性缓者脉缓，亦未尽然。大抵和缓者多寿，急促者少寿。先哲譬之潮水，为天地之呼吸，昼夜止二升二降，而人之呼吸，昼夜若是之多。故天地之寿无疆，人寿多者不满百也。仙家云：气是添年药，心为使气神。养生之士，心静则息调，是以久寿，曷观《千金方》等书调息之法？

各脉体状

浮（阳）

浮脉：举之有余，按之不足，如微风吹鸟背上毛，厌厌聂聂（轻泛貌），如循榆荚，如水漂木，如捻葱叶。

相类：浮而有力为洪，浮而迟大为虚，虚甚为散，浮而无力为芤，浮而柔细为濡。

主病：浮脉主表，有力表实，无力表虚，浮迟中风，浮数

① 假：借用。

② 通：次。

风热，浮紧风寒，浮缓风湿，浮虚伤暑，浮芤失血，浮洪虚热，浮散劳极。

沉（阴）

沉脉：重手按至筋骨乃得，如绵裹砂，内刚外柔；如石投水，必极其底。

相类：沉行筋间，伏形骨上，牢大有力，弱细无力。

主病：沉脉主里，有力里实，无力里虚。沉则为气，又主水畜[①]，沉迟痼冷，沉数内热，沉滑痰食，沉涩气郁，沉弱寒热，沉缓寒湿，沉紧冷痛，沉牢冷积。

迟（阴）

迟脉：一息三至[②]，去来极慢。

相类：三至为迟，有力为缓，无力为涩，有止为结，迟甚为败，浮大而软为虚。

主病：迟脉主脏，有力冷痛，无力虚寒。浮迟表寒，沉迟里寒。

数（阳）

数脉：一息六至，脉流薄疾。

相类：数而弦急为紧，流利为滑，数而有止为促，数甚为极，数见关中为动。

主病：数脉主腑，有力实火，无力虚火。浮数表热，沉数里热，气口数实肺痈，数虚肺痿。

① 畜：通“蓄”，积聚。《濒湖脉学》作“蓄”。
② 一息三至：谓一呼一吸脉搏跳动三次。一息，即一次呼吸。

滑（阳中阴）

滑脉：往来前却①，流利展转，替替②然如珠之应指，漉漉然如欲脱③。

相类：滑则如珠，数则六至。

主病：滑主痰饮，浮滑风痰，沉滑食痰，滑数痰火，滑短宿食。

涩（阴）

涩脉：细而迟，往来难，短④且散，或一止复来，参伍不调⑤，如轻刀刮竹，如雨沾沙，如病蚕食叶。

相类：细迟短散，时一止曰涩；极细而软，重按若绝曰微；浮而柔细曰濡，沉而柔细曰弱。

主病：涩主血少精伤之病，女人有孕为胎病，无孕为败血。涩脉独见尺中，形散⑥同代，为死脉。

虚（阴）

虚脉：迟大而耎⑦，按之无力，隐指豁豁然空⑧。

相类：虚脉浮大而迟，按之无力；芤脉浮大，按之中空。芤为脱血，虚为血虚。

主病：血虚脉虚。气来虚微为不及，病在内。久病脉虚

---

① 往来前却：一来一往，一前一后。却，退后。

② 替替：交替不断。

③ 漉漉然如欲脱：谓滑脉的搏动有如水珠渗脱之状。

④ 短：原脱，据《濒湖脉学》补。

⑤ 参伍不调：即脉律参差不齐。

⑥ 散：原脱，据《濒湖脉学》补。

⑦ 耎：同“软”。

⑧ 隐指豁豁然空：谓虚脉隐隐搏动于指下，按之豁然空虚。

者死。

实（阳）

实脉：浮沉皆得，脉大而长微弦，应指愊愊然（坚实貌）。

相类：浮沉有力为实，弦数弹指为紧，沉而实大，微弦而长为牢。

主病：血实脉实。脉实者，水谷为病。气来实强，是谓太过。

长（阳）

长脉：不大不小，迢迢自若[①]，如循长竿末梢为平；如引绳，如循长竿为病。心脉长，神强气壮；肾脉长，蒂固根深。经曰长则气治，言平脉也。

相类：实、牢、弦、紧，皆兼长脉。

主病：长主有余之病。

短（阴）

短脉：不及本位，应指而回，不能满部。

相类：涩、微、动、结，皆兼短脉。

主病：短则气病，主不及之病。

洪（阳）

洪脉：指下极大，来盛去衰，来大去长。

相类：洪而有力为实，实而无力为洪。

主病：洪主阳盛阴虚之病，泻痢、失血、久嗽者忌之。形瘦脉大多气者死。脉大则病进。

---

① 迢迢自若：谓脉体悠长而柔和自如。

微（阴）

微脉：极细而软，按之如欲绝，若有若无。细而稍长。《素问》谓之小，气血微则脉微。

相类：轻诊即见，重按如欲绝者，微也；往来如线而常有者，细也；脉滶滶①如羹上肥②者，阳气微；萦萦③如蚕丝细者，阴气衰。长病得之死，卒④病得之生。

主病：微主久虚血弱之病，阳微恶寒，阴微发热。崩中日久为白带，漏下多时骨髓⑤枯。

紧（阳）

紧脉：来往有力，左右弹人指⑥，如转索⑦无常，数如切绳⑧，如纫箄线⑨。

紧乃热为寒束之脉，故急数如此，要有神气。《素问》谓之急。

主病：诸紧为寒为痛，人迎紧盛伤于寒，气口紧盛伤于食，尺紧痛居其腹。中恶⑩浮紧，咳嗽沉紧皆主死。

---

① 滶滶：原作“瞥瞥”，据《濒湖脉学》改。滶滶，鱼游貌。此喻脉轻软无力。

② 肥：原作“微”，据《濒湖脉学》改。肥，汤上面漂浮的油花。

③ 萦萦：缠绕貌。此谓连绵不绝。

④ 卒：同“猝”。突然。

⑤ 多时骨髓：原作“时多骨木”，据《濒湖脉学》改。

⑥ 弹人指：《濒湖脉学》作“弹人手”。谓脉体紧绷，应指有力，如弹击手指。

⑦ 转索：转动的绳索。

⑧ 切绳：谓手按在绳索上。

⑨ 如纫箄（pái 牌）线：形容紧脉有如连结竹筏的绳索那样紧张有力。箄，竹筏。

⑩ 中恶：冒犯不正之气所引起的病证，临床见错言妄语，甚则口噤；或为头旋晕倒，昏迷不醒。俗称中邪。

缓（阴）

缓脉：去来小驶[1]于迟，一息四至，如丝在经，不卷其轴[2]。应指和缓，往来甚匀，如初春杨柳舞风，如微风轻飐[3]柳梢。

主病：浮缓为风，沉缓为湿，缓大风虚，缓细湿痹，缓涩脾虚，缓弱气虚。

芤（阳中阴）

芤脉：浮大而耎，按之中央空，两边实。中空外实，状如慈葱[4]。

相类：中空旁实乃为芤，浮大而迟虚脉呼，芤更带弦名曰革，芤为失血革血虚[5]。

主病：寸芤积血在于胸，关内逢芤肠胃痈，尺部见之多下血，赤淋[6]红痢漏崩[7]中。

弦（阳中阴）

脉弦：端直以长，如张弓弦，按之不移，绰绰如按琴瑟弦，状若筝弦，从中直过，挺然指下。

相类：弦来端直似丝弦，紧则如绳左右弹。紧言其力弦言象，牢脉弦长沉伏间。

---

① 驶：通"快"，疾速。
② 不卷其轴：经丝在机轴上未卷紧。
③ 飐：风吹颤动之意。
④ 慈葱：犹言冬葱。
⑤ 芤为失血革血虚：原作"血亡芤革血虚虚"，据《濒湖脉学》改。
⑥ 赤淋：即血淋，淋证之一。主症为小便涩痛有血。
⑦ 漏崩：又名崩中漏下。指不在经期，忽然阴道大量出血，或持续淋漓不断之病变。血量多而来势急者为崩中，血量少而淋漓不断者为漏下。

主病：弦为木盛之病。浮弦支饮外溢，沉弦悬饮内痛。疟脉自弦，弦数多热，弦迟多寒。弦大主虚，弦细拘急。阳弦头痛，阴弦腹痛。单弦饮癖①，双弦寒痼②。若不食者，水来克土，必难治。

革（阴）

革脉：弦而芤，如按鼓皮。

主病：弦则为寒，芤则为虚，虚寒相抟③，此名曰革。男子亡血失精，妇人半产④漏下。

牢（阴中阳）

牢脉：似沉似伏，实大而长，微弦。

主病：牢主寒实⑤之病，木实则为痛。耎为虚，牢为实。失血者脉宜沉细，及浮大而牢者死，虚病见实脉也。

濡（阴，即耎）

濡脉：极耎而浮细，如帛在水中，轻手相得，按之无有，如水上浮沤⑥。

相类：浮细如绵曰濡，沉细如绵曰弱，浮而极细如绝曰微，沉而极细不断曰细。

---

① 饮癖：原作“饮澼”，据《濒湖脉学》改。饮癖，古病名。见《诸病源候论·癖病诸候》。多因中阳不振，水饮停聚所致。症见胁下如弦绷急，时有水声，遇寒作痛，或时吐涎沫清水，或心下坚硬如盘，或痰多，或呕酸嘈杂。

② 寒痼：指积寒之证。痼，指久、积。

③ 相抟：抟结，交结。

④ 半产：小产。

⑤ 实：原作“热”，据《濒湖脉学》改。

⑥ 沤：水泡。

主病：濡主血虚之病，又为伤湿。

弱（阴）

弱脉：极耎而沉细，按之乃得，举手无有。

弱乃濡之沉者。脉弱以滑，是有胃气；脉弱以涩，是为久病。病后老弱见之顺，平人少年见之逆。

主病：弱主气虚之病。气虚则脉弱，寸弱阳虚，尺弱阴虚，关弱胃虚。

散（阴）

散脉：大而散，有表无里①，涣漫不收，无统纪，无拘束，至数不齐，或来多去少，或去多来少，如杨花散漫。

主病：左寸怔忡②右寸汗，溢饮左关应耎散，右关耎散胻胕肿③，散居两尺魂应断。心脉浮大而散，肺脉短涩而散，平脉也。心脉耎散怔忡，肺脉耎散汗出，肝脉耎散溢饮，脾脉耎散胻肿，病脉也。肾脉耎散，诸病脉代散，死脉也。散为气血俱虚，根本脱离。产妇得之生，孕妇得之堕④。

细（阴）

细脉：小大于微⑤而常有，细直而耎，若丝线之应指。《素

---

① 有表无里：谓脉搏轻取应手，重按则无之象。

② 忡：原作“冲”，据《濒湖脉学》改，后同。

③ 胻胕肿：即小腿浮肿。胻，小腿。

④ 堕：原作“死”，据《濒湖脉学》改。

⑤ 小大于微：原作“小而微”，《濒湖脉学》作“小于微”，《脉经》卷一作“细脉，小大于微，常有，但细耳”。据《濒湖脉学》及《脉经》卷一改。

问》谓之小。如莠蓬①，状其柔细也。

主病：细为血少气衰。有此症则顺，否则逆。故吐衄得沉细者生，忧劳过度者脉亦细。

伏（阴）

伏脉：重按着骨，指下微②动，脉行筋下。

主病：伤寒，一手脉伏曰单伏，两手脉伏曰双伏，不可以阳证见阴为诊，乃火邪内郁，不得发越，阳极似阴，故脉伏必有大汗而解。正如久旱将雨，六合阴晦，而后庶物皆苏之义。又有夹阴伤寒，先有伏阴在内，外复感寒，阴盛阳衰，四肢厥逆，六脉沉伏，须投姜附及灸关元，脉乃复出也。若太溪、冲阳皆无脉者，必死。伏脉不可发汗（冲阳，胃脉也，在足面大指开五寸骨间。太溪，肾脉也，在足内踝后，根骨上陷中）。

动（阳）

动乃数脉，见于关上③，无头尾，如豆大，厥厥④动摇。

阴阳相搏名曰动，阳动则汗出，阴动则发热，形冷恶寒，此三焦伤也。

主病：动则为痛为惊。阴虚阳搏谓之崩⑤。妇人手少阴脉动甚者，妊子也。

---

① 莠蓬：莠，一年生草本植物，穗有毛，很像谷子，亦称“狗尾草”。蓬，多年生草本植物，花白色，中心黄色，叶似柳叶，子实有毛，亦称“飞蓬”。

② 微：《濒湖脉学》引《脉经》作“裁”。裁，通“才”。

③ 关上：此后原有“下”字，据《脉经》卷一删。

④ 厥厥：短的样子。

⑤ 阴虚阳搏谓之崩：语出《素问·阴阳别论》。马莳曰：“尺脉既虚，阴血已损，寸脉搏击，虚火愈炽，谓之曰崩。”崩，大出血，包括吐血、便血、溲血、妇女血崩等。

促（阳）

促脉：来去数，时一止复来。如蹶之趣[①]，徐疾不常。

主病：促主阳盛之病。促、结之因，皆有气、血、痰、饮、食五者之别，一有留滞，则脉必见止也。

结（阴）

结脉：往来缓[②]，时一止复来。

结主阴盛之病。结甚则积甚，结微则积微，浮结外有痛积，伏结内有积聚。

代（阴）

代者一脏绝，他脏代至。动而中止，不能自还，因而复动。脉至还入尺，良久方来。

相类：促脉之止无常数，或二动三动一止即来；代脉之止有常数，必以数而止。

主病：代散者死。主泄及便脓血。

论脉理精微须得其要

持脉之法，惟久经多见，神会默识者能之，自非庸流所能及。王氏《脉经》，本文深奥，蹇[③]被妄人编写歌诀，昔人所谓求脉之明，为脉之晦者此也。世人俚医[④]，甫能诵其歌词，便信口乱谈，一下手间，六指各有一说。患家见其琅琅成诵，亦

① 如蹶之趣：像腿脚不利之人快步行走一样。蹶，指脚上肌肉萎缩行走不利。

② 缓：原作“结”，据《脉经》卷一、《濒湖脉学》改。

③ 蹇：语助词，无义

④ 俚医：医术粗浅的民间医生。

朦然信之，以为神诊矣。夫王氏之书，学者初难究竟，须得其要，渐入精微。宋人崔子虚①以《难经》六难专言浮沉，九难专言迟数，故用为宗。其说以为浮者为表、为阳，外得之病也。有力主风，无力为虚，浮而无力为芤，有力为洪。沉者为里、为阴，内受之病也。有力主积，无力主气，沉而细小为微，至骨为伏，无力为弱。迟者为阴主寒，内受之病也。有力主痛，无力主冷，迟而少驶为缓，短细为涩，无力为濡。数者为阳主热，外得之病②也。有力主热，无力主疮，数而极弦为紧，有力为弦，流利为滑。其间玄妙，具在四脉，可谓总脉法之纲领矣。学者苟潜心体认，配以三部阴阳上下之分，亦庶几得病情矣。

治神论

《内经》曰：心者君主之官，神明出焉。又曰：心者生之本，神之变也。《四气调神论③》于起居动作之间，每以志意顺四时为急务，追其感疾，亦察精神志意存亡得失以为治法。盖谓有生之本，荣卫气血也。诸血皆属于心，气之升降舒结又因乎喜怒悲忧恐之变。病有至于持久不释，精气弛坏，荣泣（读作“涩”）卫滞者，岂特外邪之伤哉，神不自守也。故《内经》必问尝④贵后贱，虽不中邪，病从内生，名曰脱营（血脉虚减，故曰脱营）。尝富后贫，名曰失精，五气流连，病有所并⑤。论

① 崔子虚：即崔嘉彦（1111—1191），字希范，号紫虚道人，南康（今江西南康）人。撰《崔氏脉诀》（亦称《崔真人脉诀》《紫虚脉诀》）一卷。

② 病：原漫漶不清，据清刻本补。

③ 四气调神论：即《素问·四气调神大论》篇。

④ 尝：原作“常”，据《素问·疏五过论》改。下一“尝”字同。

⑤ 必问尝贵后贱……病有所并：语出《素问·疏五过论》。

气之行止，必分勇怯；论病之苦乐，必异形志。至于贵贱贫富异居，男女离合异情，良以形体乖和，神先受之。则凡治病之术，不先窒①其所欲，正其所念，去其所恶，损其所恐者，未为能治也。

大气载形论

《医谈②》云：俗儒谓形实气虚，虚如何载得实？殊不知形小气大，形亦是气所凝结，气虽运乎形之外，而实行乎形之中。若非③气之至健，则形虽实，岂能以自立哉！气在天地，则该乎万物而言；在一身，则该乎一体而论。夫人所以能运动奔走者，莫非气之所以载，及此气一绝，则形即仆矣。是气健，非形健也④。知此说者，匪直去疾，实能增年。凡痿痹痨怯之症，药只扶持得三分，若患人能知自爱，导引调息，啬神养气，其功三倍于医矣。

阴阳要妙论

西竺⑤书中，谓人之四大不调，则为诸病。四大者，谓地、水、火、风也。在人身则骨肉属地，血液属水，暖气属火，动转属风。是知地水，阴也；火风，阳也。阴之为病多沉着，阳之为病多暴逆。阴盛则阳不能充以运之，故阴质废弛，为肉重痿软瘫痪之候；阳极则阴不能配以养之，故阳气散越，为暴病

---

① 窒：抑制。
② 医谈：以下引文见于《续医说》，疑为《医说》之误。下同。
③ 非：原作“夫”，据《续医说》卷六引《理学类编》改。
④ 俗儒谓形实气虚……非形健也：语见《续医说》卷六。
⑤ 西竺：即天竺，指古印度。

暴死狂厥之候。然阴盛者当作阳衰看，阳极者当作阴虚看。阴盛者，非真阴之精盛，乃血液败浊尔；阳极者，非元阳之气极，乃火邪妄动尔。凡此之类，用心详悉，庶见端倪。是以轩岐于纪运气、调阴阳一篇之中三致意焉。其曰清阳为天，浊阴为地。寒暑燥湿风火，天之阴阳也，三阴三阳上奉之；木火土金水，地之阴阳也，生长化收藏下应之①。阳者，天气也，主外；阴者，地气也，主内②。此天地之阴阳也。其曰阳化气，阴成形。阴在内，阳之守；阳在外，阴之使。阳气出上窍，阴味出下窍，清阳发腠③理，浊阴走五脏④之类。此人身之阴阳也。犯贼风虚邪者，阳受之；饮食不节，起居不时者，阴受之。阳受则入六腑，阴受则入五脏⑤。诸寒之而热者取之阴，热之而寒者取之阳，此诊候之阴阳也。阳为气，阴为味。味厚则泄，薄则通；气薄则发泄，厚则发热。辛甘发散为阳，酸苦涌泄为阴⑥之类。此药物之阴阳也。智者能据以脉理，参之针灸，审其盈虚，变通消息，其妙无穷矣。

论表里虚实大法

撄宁生⑦曰：明脉须辨表、里、虚、实四字。表，阳也，腑也。凡六淫之邪，袭于经络，而未入胃腑及脏者，皆属于表

---

① 寒暑燥湿风火……生长化收藏下应之：语出《素问·天元正纪大论》。

② 阳者……主内：语出《素问·太阴阳明论》。

③ 腠：原作“凑”，据《素问·阴阳应象大论》改。

④ 阳化气……浊阴走五脏：语本《素问·阴阳应象大论》。

⑤ 犯贼风虚邪者……阴受则入五脏：语本《素问·太阴阳明论》。

⑥ 阳为气……酸苦涌泄为阴：语本《素问·阴阳应象大论》。

⑦ 撄宁生：即滑寿，字伯仁，号撄宁生，元末明初医家。编著《十四经发挥》《读素问钞》《难经本义》等。

也。里，阴也，脏也。凡七情之气，郁于心腹之内，不能越散；饮食五味之伤，留于腑脏之间，不能通泄，皆属于里也。虚者，元气之自虚，精神耗散，气力衰竭也。实者，邪气之实，由正气之本虚，邪得乘之，非元气之自实也。故虚者补其正气，实者泻其邪气。经所谓邪气盛则实，精气夺则虚，此大法也①。

按：此论虚为正气之虚，实则邪气之实，奈何今之医者，直欲攻其实，而不暇顾其虚，误亦甚矣。

益火之源，壮水之主补议

《内经》云：寒之而热者取之阴，热之而寒者取之阳。未尝必以阳为心，阴为肾也。至王太仆②注，始言益火之原，以消阴翳；壮水之主，以制阳光。乃以阳为心，阴为肾。而王安道③著论，实本于此。夫以壮水之主，为当益肾，此法得矣；若以益火之原，当治其心，此义碍焉。何者？心火在上，本无以辛热益心之法，且心虽火位，而经属少阴，所主者血，古名医补心之药，多以生血之剂。生血之剂，多苦甘而凉，今以为益火之原者，果可属之心乎？此愚所谓碍也。惟《难经》以右尺命门为元气所系，男精藏气海也，女系胞血海也。张仲景制八味地黄丸，补右尺命门，王海藏④因以为益火之原，钱

① 明脉须辨表……此大法也：语本《明医杂著》卷三附滑伯仁《诊家枢要》。

② 王太仆：即王冰，唐代医家。号启玄子，曾任太仆令，故后人称王太仆。撰有《补注黄帝内经素问》二十四卷。

③ 王安道：即王履，字安道，号畸叟，别号抱独老人，元末明初医家。著有《医经溯洄集》《百病钩玄》等。

④ 王海藏：即王好古，字进之，号海藏老人，元代赵州（河北赵县）人。著有《阴证略例》《医垒元戎》《汤液本草》《此事难知》等。

仲阳①制六味地黄丸，补左尺肾水，王海藏因以为壮水之主。薛院使②宗之，施于症治，往往奇效。故申明此义，以补前人之未备云。

少火之气壮，壮火之气衰论

凡人三十岁以前，遇火症而不甚困者，因血气方生，虽觉有热，而气亦壮，故能胜之，可治以苦寒之剂。若中年以后，遇火症便觉其苦者，盖血气渐耗，虽觉火盛，而气不能胜，若治以苦寒则伤胃，虽暂愈而再作。至于年高者，血气枯槁，凡有火症，尤不宜力攻，盖老人气衰，亦赖火力，若顿去其火，则形气亦馁困矣。尝冬月拥炉而坐，见炭始生及半，火虽微而焰方长，则室中暖，此则少火之气壮也。及满炉炽然，而灰烬渐剥，室中之暖亦减，此则壮火之气衰也。圣贤之言，远取诸物，近取诸身，良有征验者也。

又按：经云壮火食气者，言壮火能耗散元气也；少火生气者，言元气得少火之助也。盖火不可无，然少则助发真气，壮则销烁真元。夫生气之火，乃命门祖气，坎中真阳。先哲所谓天非此火，不能生物；人非此火，不能有生者也。食气之火，乃昔贤所谓五志过则劳伤本脏，诸动属火者也。大抵饮酒厚味所生之火，为标为实，可以攻伐；而劳伤各脏妄动之火，为自本之标，便须看虚实。又如东垣所谓脾胃不足，内伤之热，宜

① 钱仲阳：即钱乙，字仲阳，宋东平郡（今山东郓城东平）人，宋代著名儿科学家，著有《小儿药证直诀》三卷。

② 薛院使：即薛己，字新甫，号立斋，明代江苏吴县（今苏州市）人。嘉靖九年（1530），以奉政大夫南京太医院院使致仕，故后世医家尊其为薛院使。著有《内科摘要》等著作10余种。

以甘补之剂治之。若夫真阴不能配阳，为水源受伤。薛氏云：肾虚火不归经，游行于外，乃假热之候为本为虚，宜用加减地黄丸。壮水之主，亦不宜过用苦寒，重伤生气。更须静居内视，虚其灵府，使心火下降，肾水上升，惟静能胜热也。

薛院使治沈用之不时发热，日饮冰水数碗，寒药二剂，热渴益甚，形体日瘦，尺脉洪大而数，时或无力。王太仆曰：热之不热，责其无火；寒之不寒，责其无水。又云：倏热往来，是无火也；时作时止，是无水也。法当补肾，遂用加减八味丸，不月而愈①。如此者数条，详见《内科摘要》。

不睡系肝论

人之不睡，系于肝经，且肝为宿血②之脏。过三更不睡，则明旦面色黄燥，以血不得归肝故也。若肝气和，则血脉流通，津液和畅。今人但言心血少，只用补血药，而不调其肝气，为未备也。

养肝论

《医谈》云：时医多执前人肝常有余、肾常不足之说，往往举手便用平肝之剂。按《圣济经》云：原四时之所化始于木，究十二经之所养始于肝。女子受娠一月，足厥阴肝经养之。肝乃春阳发动之始，万物生长之源。故戒怒养阳，使先天之气相生于无穷。所以肝气和则体泽，肝气伤则枯槁。故养肝戒忿，

---

① 沈用之不时发热……不月而愈：语见《内科摘要》卷上“肾虚火不归经发热等症六”。

② 宿血：即藏血。

为摄生切要，不可专泥前说①。

论三焦部分

三焦之说，《医谈》辨之甚详，其引《礼运》记曰：上焦若窍，中焦若编，下焦若渎②。而注者据经曰：上焦在胃之上口，主纳而不出。中焦为脾之大络，经曰：主腐熟水谷。下焦曰阑门，经曰：在膀胱上口，主泻而不藏，为传化之腑。又曰：三焦者，水谷之道路，气之所终始也。夫水谷之所入，由上而中，由中而下，转输传导，而无底滞③。如此，则知洁古④论吐症分三焦，有所本矣。

补剂宜缓论

《医谈》云：常熟徐氏病中气不足，王时勉曰：当用补剂，如筑基造屋，不可以时日计，须服药百裹⑤，乃可望愈。徐饮至十余服，病不少减。更医，病势转剧，复恳王。王脉之曰：汝不我信，曾服何药致此？徐不能讳，曰：服某利气药，今觉反重。王曰：必如吾言则可，否则非吾所知也。从之，如期而愈。尝⑥见《格致余论》载：浦江郑君仲，夏患痢，丹溪煎人参膏与服，至五斤而痢止，十⑦斤而安。今人轻身重财，不顾

① 时医多执前人……不可专泥前说：语本《续医说》卷三。
② 上焦若窍……下焦若渎：语见《白虎通》卷下《德论下·性情》。
③ 底滞：滞留。
④ 洁古：即张元素，字洁古，金代易水（今河北易县）人。著有《医学启源》《脏腑标本寒热虚实用药式》等著作。
⑤ 裹：犹言剂、付。
⑥ 尝：原作“常”，据《续医说》卷二改。
⑦ 十：原作“百”，据《续医说》卷二改。

体之强弱，病之浅深，急于求效，谋利之徒，辄施刚峻劫剂，至于轻病变重，重病致危。古云：不死于病，而死于医，可不慎欤①。

正治反治论

病有正治，有反治。正治之法，如治寒以热，治热以寒，人皆知之。反治之法，谓治热以热，治寒以寒。如治热症，不可纯用寒凉，佐以辛温之药为之向导，或乘热饮。治寒症，不可纯用温药，佐以辛凉之药为之向导，或候冷饮。否则病拒药而扞格不入，其病反剧。古方参附汤乃冷服，大黄用酒蒸，即经所谓用寒远寒，用热远热之意。

痛无补法辨

诸痛之症，有属于虚者，俗医执痛无补法之说，不知变通，误人多矣。如丹溪治疝条云，虚者参、术为君，此以补治疝痛也；东垣于补中益气汤内，加川芎、蔓荆子之类，治头痛往往取效，此以补治头痛也；《医垒元戎》建中汤加减条内云，腹痛甚者加远志，此以补治腹痛也；薛院使治徐道夫之母，胃脘当心而痛，用六君子汤加木香、吴茱萸，再剂而愈，此以补治胃脘痛也。至于忧恚劳损，心脾血虚，两胁攻心而痛，薛院使以归脾汤加山栀、柴胡治之，予用此治效者屡屡。若执以郁结不行，阻气不通，而概用破气攻坚之剂，岂能获效哉！

下元生气论

凡病人饮汤入胃，就觉至脐下，即欲小便，由下元气虚，

---

① 常熟徐氏病中气不足……可不慎欤：语本《续医说》卷二。

不能升发精华，上输于脾肺，是以下降太速，失既济之道，则心火上攻，使口燥咽干而作渴症。又有饭后即欲大便，亦繇①真火不能生腾胃气，故水谷不分。医者虽知理脾，而不知养肾。夫肾司约束，今肾气不足，故饮食下咽，而大肠②为之飧泄也。二症治法，宜理脾安肾，脾胃之气交通，则水谷自然克化，所谓妙合而凝③者也。

阴虚生内热辨

《素问·调经论》云：帝曰：阴虚生内热奈何？岐伯曰：有所劳倦，形气衰少，谷气不盛，上焦不行，下脘不通④，胃中热气熏胸中⑤，故内热也。常论阴虚者，脾胃水谷之气不盛，则津液不足，故热气内熏为热。正犹东垣所谓脾胃水谷之阴虚也，或指为肾水及下焦阴分为阴虚，数用黄柏、知母等药以滋阴，宁知苦寒重伤脾胃，将使饮食反减，谷气益衰，则精液愈少，以是为治阴虚生内热之法，果合经旨乎？是以俞子容⑥谓治热当先固胃气，薛院使亦谆谆言之，盖欲挽流俗之弊也。

诸郁症当调气论

气血冲和，百病不生，有一拂郁，诸病生焉。故郁者，因

---

① 繇：通“由”。

② 肠：原作“腑”，据《仁斋直指》卷二改。

③ 妙合而凝：源自“二五之精，妙合而凝”，即阴阳、五行之气妙合而成万物。

④ 上焦……下脘不通：谓上焦不能宣水谷精气，下焦不能受水谷浊气，即清气不能上升，浊气不能下降。

⑤ 胃中热气熏胸中：《素问·调经论》作“胃气热，热气熏胸中”。

⑥ 俞子容：即俞弁，字子容，明代医家。著有《续医说》《脉证方要》等书。

气血不调，传化失职，结聚不得发越而为病。昔人有气郁、血郁、湿郁、热郁、痰郁、食郁之别。又云：苍术、抚芎，总解诸郁，通治以越鞠丸一方，可为规矩。至于忧思愁虑，自情分生者，最为根本。盖七情之中，惟喜能通畅神气，余皆沉着而为郁，久则为脱营、为失精①，为癖结关格，皆由神情不舒，则气血不运。故治郁以调神气为先也。

薛院使治验，凡忧思郁结，亏损肝脾者，用归脾汤加炒栀子、柴胡。盖远志、酸枣仁能散结气，而人罕知也。

补 益 论

《圣济经》云：形不足温之以气者，气为阳，天之所以食②人者也。精不足补之以味者，味为阴，地之所以食人者也。人受天地之中以生，阴阳不可偏胜；有偏胜斯有不足，于是有补养之法。然必适平而止，不可太过，太过则复为有余，亦非中道也。补上欲其缓，补下欲其急。五脏之虚损，补必先其母，运气之主客，补各有其味，非通乎天地阴阳消息盈虚之道者，未易语此③。

寒凉禁久服论

《医谈》云：黄柏、知母，世人谓其补肾，非也。因肾家火旺，两尺脉盛者，用其泻火，则肾亦坚固，而无梦遗之患，岂有补肾功哉！故肾家无火，而两尺微弱，或右尺独旺者，皆不宜用此。然二物能降十二经之火，又疮家之圣药。《内经》所谓

① 为脱营、为失精：谓情志不舒导致的虚损病证。
② 食（sì 四）：通“饲”，饲养，供给。
③ 形不足温之以气者……未易语此：语本《圣济总录》卷四治法。

强肾之阴，热之由可者，正以泻肾之火，则肾令方行，而热亦不作矣。但凡肾家有热，两尺脉旺而成诸疾，或眼疼，或喉痹之类，皆宜用之。《脾胃论》云：黄柏、知母不可久服，恐阴气为害故也。东垣岂欺我哉[1]！秦少游[2]与友论黄连、苦参久服反热之辨，余讶其非。后读《本草元命苞[3]》云：痢疾虚者，慎勿用黄连，多致危困。因思禁口痢者，有得病即不能进食，或因寒凉药过多，反伤胃气则不食者，不可拘赤痢难用热药之说，当以温中进食为先。若纯用寒凉，而阴气愈炽，不可治矣。

生气之原

经云：肾气动者，盖肾为五脏六腑之本，十二经脉之根，呼吸之门，生气之原。人知气出于肺，而不知气纳于肾。精者气之化，气旺则精盈，精耗则气馁。

伤寒源流论

仲景先师，本《素》《难》之旨，著《伤寒方论》。继之叔和、奉议[4]祖述，阐明其表里经络，证治脉法，究竟精微，后有作者，不可易矣。东垣书中，发明伤寒标本，六经汗下禁忌，最为详悉。盖其内外伤之辨，正以补仲景之未备，非废仲景之

---

① 黄柏……东垣岂欺我哉：语本《续医说》卷十。

② 秦少游：即秦观，字少游，北宋著名词人。

③ 本草元命苞：本草著作。元代尚从善撰于至顺二年（1331）。

④ 奉议：即朱肱，字翼中，乌程（今浙江吴兴）人，宋代医家，曾为奉议郎，后世又称朱奉议。著《南阳活人书》二十卷，对张仲景学说有所发挥和补充。

法也。其高第①弟子王海藏，述为《此事难知》《医垒元戎》，于各经药症，班具胪列。而罗谦甫②治伤寒阴阳二证疑似之间，众所不能措手者，往往奇中，载之治验可考也。而丹溪家乃谓东垣直以内伤为治，至于腑脏经络之说，大率不讲，何其浅哉？尝③考当时，与丹溪同时后先，如杨仁斋④所著《活人总括》，何等丁宁⑤明切，而所传不广者，盖以丹溪门人戴原礼⑥辈受知⑦两朝，故得以倡明师说，举世翕然宗之，故诸家之说几致湮没。是以近世庸流厌深就浅，遇真外感而作内伤，寒热互差，误治者非一人矣。良由集《丹溪心法纂要》者，略于伤寒蔽之也。予深惜之，于是备将内伤外感方书，提纲撮要，示以简明方法，幸医者勿执偏见，但依此法，逐一详诊，脉症了然。更能由是而上溯⑧《素》《难》，仲景、东垣之书，于运⑨气、经络、脉、药之要，融贯无疑，其视杂症也，将迎刃而解矣。故曰：伤寒能兼杂症，杂症不能兼伤寒，盖有以也。

发　热　辨

外感发热、内伤发热、阴虚发热，形症本自不同，初非难

---

① 高第：成绩优秀。

② 罗谦甫：即罗天益，字谦甫，真定（今河北正定）人，元代医家。著有《卫生宝鉴》等。

③ 尝：原作“常”，据文义改。

④ 杨仁斋：即杨士瀛，字登父，号仁斋，福州人，南宋医家。著有《伤寒类书活人总括》《仁斋直指方论》等。

⑤ 丁宁：即“叮咛”，反复地嘱咐。

⑥ 戴原礼：即戴思恭，字原礼，浦江（今浙江浦江）人，明代医家。撰有《证治要诀》《证治要诀类方》《推求师意》等书。

⑦ 受知：受人知遇。

⑧ 溯：寻求事物本源。

⑨ 运：原漫漶不清，据清刻本改。

认，王汝言[1]乃云相类，作论辨之。虽观病因治法，而不详外症，反使庸流以先人之言为主，往往误事。夫外感发热，必骤得而兼头痛、身疼、拘急、鼻塞，或多涕；甚者似灯红色，虽发热而又恶寒；亦有嗽者，然只二三日间，非与日久劳怯者同也。内伤发热者，手足心热，心烦懒语，亦有毛窍森然恶寒者，由气虚不能充卫肌表故也。阴虚发热，必先因积劳致伤，或干嗽，或盗汗，或遗精乏力，其来以渐，先轻后重。较之外感，固非其比；拟之内伤，亦有新久之异。良工问、切较然可辨，何相类乎？即脉亦自有别，虽俱带数，然外感者洪紧，或浮弦有力；内伤者微数，而时见带涩；阴虚者细数而无力。三症之别如此，内伤与阴虚俱属内因，其治尚不大远，外感则传变顷刻不同，岂可以易辨之症而疑误哉！

① 王汝言：即王纶，字汝言，号节斋，慈溪人，明代官吏兼医家，撰有《本草集要》《明医杂著》。

卷之二

靖江朱凤台慎人甫订定　男廷宏父定甫对读

诸　风

仲景先生论风气将护大法：夫人禀五常，因风气而生长，然风气虽能生万物，亦能害万物。若五脏元真[1]通畅，人即安和；客气邪风，中人者病。千般疢难，不越三条：一者经络受邪，流入腑脏；二者四肢九窍，血脉相传[2]，壅塞不通；三者房室、金刃等伤。若人能慎养，不令邪气干忤[3]，倘适中经络，未传腑脏，即当医治，四肢才觉重滞，即导引、针灸、膏摩，勿令九窍闭塞，更能无犯房室，以保守真气，饮食节其冷热，则病无繇而入矣[4]。又云：经络空虚，贼邪不泻，或左或右，邪气反缓，正气即急，正气引邪，㖞僻不遂[5]。邪在于络，肌肤不仁；邪在于经，即重不胜；邪入于腑，即不识人；邪入于脏，舌即难言，口吐涎[6]。

论卒中风气痰火等症急救法：凡卒中不语，虽有中风、中气、痰火、食厥、中寒之分，急救之法，皆当用细辛、皂角等

① 元真：指元气、真气。

② 传：原作“搏”，据《金匮要略·脏腑经络先后病脉证》改。

③ 干忤：侵袭，侵犯。

④ 夫人禀五常……则病无繇而入矣：语本《金匮要略·脏腑经络先后病脉证》。

⑤ 㖞僻不遂：口眼歪斜，半身不遂。

⑥ 经络空虚……口吐涎：语出《金匮要略·中风历节病脉证并治》。

分，为极细末，吹鼻内，有喷嚏[1]即醒。如牙关紧者，用南星一钱，冰片三分，共研匀细，令人以指蘸药，擦患人上下齿极热，即开。如咽膈间痰阻者，用稀涎散，淡姜汤调下；虚者，用人参汤调下，徐徐引吐其痰。救醒后，详所因调理。

如用前法，似醒而不醒者，此真气极虚，不能自还也，须急用参、芪各一两，熟附子、川乌、炮木香各七分，生姜二大片，枣一枚，浓煎灌之。有痰加制过南星一钱，仍灸气海穴百壮，以知为度。虽遗溺、口开手撒，为不治之症，用此多有得生者。

有因事不如意，五志过极而中者，人中年以后，多有此症。因气衰而不胜尔，必手足逆冷，亦用掐人中及通关散即醒。如不醒，可用稀涎散或苏合香丸引开其气。虚者急煎人参汤，化前药服更妙。醒后用八味顺气散加减调理。

通顶散 治卒中风气，昏闷不醒，牙关紧闭，汤水不下。细辛（洗去土、叶）、猪牙皂角（去子）各一钱，共末。每用少许，搐入鼻内，候喷嚏服药。

开关散 天南星（末）五分，龙脑少许。五月五日午时合，每用五分，顿擦令热，牙自开。

稀涎散 光明晋矾一两，猪牙皂角四个（肥实不蛀者），共末。每服一钱，看轻重增减，温水调下，徐徐吐出痰涎便醒。竹沥灌。香油灌鹅毛，探吐愈。姜汁灌亦妙。

独活四两，好酒一斤煎半斤，温服。

用垣衣（即砖墙城垣上苔衣）酒渍服，并治金疮。

---

① 嚏：原作“涕”，据文义改。下同。

用艾放盆内火烧，烟大起时，用碗合之，外用好酒一钟①浇淋，撬开病人口，将烟酒灌下即活。

八味顺气散 严用和云：人之元气强壮，荣卫和平，腠理致密，外邪焉能为害。或因七情饮食劳役，致真气先虚，荣卫空疏，邪乘虚入，故致此疾。若内因七情而得者，法当调气后，依所感六气治之②。凡中风中气，先宜服此方。白术、人参、乌药各一钱，陈皮、白茯苓、白芷各八分，甘草五分，青皮三分，姜水煎服。

论卒中多主于虚，不可概作风治：年老气虚之人，及小儿慢③惊脾风欲绝之时，虚痰上攻咽喉，引气粗大，脉来浮数，或喉中痰响如锯，一二日间，但闭目不开，此虚极故也。医者不识覆灯将灭之症，反行下痰之药，往往痰随气下，气随痰绝。按：东垣云：凡人年过四旬，形盛气衰而如此。故古云：气虚则发厥，宜用大料参、芪，量佐以南星、川乌、木香，化痰行经之药救之，多有得生者。奈何世俗执热则生风之说，更用香窜寒凉，扑灭其如线之气乎。此症本非风，近时富家贵客，不审阴阳虚实，脾胃内伤之病，遽投牛黄清心丸、八宝丹之类，以为尊贵之药。若果是外中，或实热痰气者，用之尚可；设或是气虚血虚，阴证似阳者，服之必死，慎之慎之！

辨偏风偏枯半身不遂痿痹症治的法：按：各症外形虽类，而所因原自不同。《内经》之言，前后互出，遂使《局方》俗称，总名瘫痪，兼之近世高医各执一说，后人被其印定，随声

① 钟：通“盅”。杯。

② 严用和……依所感六气治之：语本《玉机微义》卷一。严用和，字子礼，庐陵（今江西吉安）人，宋代医家。著有《严氏济生方》十卷。

③ 慢：原作“漫”，据文义改。

附和，或主于风，或主于痰，或主于虚，或主于湿热。若以彼治此，多有不通。今逐一拈出，使医者依法看视，庶得病情。

凡偏风者，因人腠理开泄，或大病后，或产后不慎将息，或于檐[①]下，或窗隙间，诸透风处，浸中一边身体，轻而发早者，只似伤风，得汗可愈；重者遍身渐痛，或骤然举动不随。无论肥瘦老少，皆有此症，但肥少者所感较轻，老瘦者感之较重。原属外因，宜用续命汤加减治之，兼用养血之药。

凡偏枯者，一臂或一腿渐渐枯细，无力任重。张鸡峰[②]方，谓此为肝肾亏损，气血不能周养。然亦有挟外来风湿，滞于筋脉而得者。肝主项背与臂膊，肾主腰胯与脚膝，随其上下所主，以滋养肝肾药，兼散风湿行经药，古方犀角散、独活散、愈风丹，加减用之。

凡半身不遂，多是中年后丰肥人患之，张鸡峰方主于脾胃虚弱，深得《内经》之旨。经云：脾病而四肢不用，何也？岐伯曰：四肢皆禀气于胃，而不得至经，必因于脾，乃得禀也。今脾病不能为胃行其津液，四肢不禀水谷，气日以衰，脉道不利，筋骨肌肉皆无气以生，故不用焉[③]。然此有虚实二法，不可一律而论。

虚者，如东垣所云形盛气衰。予每见中年后人，形体暴肥，必有此症。盖气者轻清象天，形者重浊象地。有质之物不能自持，惟赖大气举之。今中年以后，正气渐衰，而形质益肥，是有形胜无形也，再加不善将息，多欲多怒，病当作矣。治法：宜扶中气，健脾胃，用补中益气汤，加行经化痰之药。

---

① 檐：屋檐。

② 张鸡峰：即张锐，宋代医家。著有《鸡峰普济方》。

③ 脾病而四肢不用……故不用焉：语本《素问·太阴阳明论》。

实者，《千金方》谓之肉极，亦由脾中有积痰瘀浊，使精液不得流通。如戴氏所云：在右属湿痰，在左属死血。然湿痰未必尽在右，死血未必尽在左也。大抵须先用疏利药一二剂，如搜风顺气丸之类，使气道稍开，然后用调补药，如加减八珍汤例可矣。

痿症者，由多欲之人，损伤金水生化之源，脏腑虚惫，两腿软弱，两臂无力，渐渐四肢不用，言语不清，喉中常似有痰。然有寒热之分，寒者用河间地黄饮子加减，热者用东垣清燥汤加减。薛立斋所论专用加减八味丸、补中益气汤，正是此症。语言不清，喉中痰声，俱属脾不运涎，肾不纳气。庸医不知，更用清心丸等攻痰之药则危矣。

痹症与偏风、偏枯同类，惟痛与麻稍别，今另立方于后。

治中风四肢不收，口不能言，冒昧不知痛处，拘急不能转侧，金匮续命汤。

麻黄（去节）、桂枝（去皮）、当归、人参、石膏（碎，绵裹）、干姜各一钱，甘草八分，川芎四分，杏仁五粒。水煎服。

治肝脏中风，经脉拘挛，胁胀膝软，面赤语涩等症，犀角散。

犀角二钱，石膏、羌活、羚羊角各一钱，人参、甘草、菊花、独活、黄芩（炒）、天麻、枳壳（麸炒）、当归、黄芪、芎䓖①、白术、酸枣仁、防风、白芷、甘草各五分。水煎服

治肾脏中风，肌色黧黑，骨节酸疼，多汗恶风，身体沉重等症，独活散。

独活、附子（炮）、当归（酒洗）、防风、天麻、桂心各一

① 芎䓖：即川芎。

钱，川芎、甘菊花、枳壳、山茱萸、黄芪（炙）、丹参、牛膝（酒浸）、萆薢、甘草（炙）、细辛、菖蒲、白术各五分。水煎服。

治足三阴亏损，风邪所伤，致肢体麻木，手足不随等症，愈风丹。

天麻、牛膝（酒浸，焙）、萆薢、玄参各六两，熟地黄、生地黄、当归各一斤，杜仲七两，羌活十四两，独活五两，肉桂三两。俱末，蜜丸桐子大，每服六十丸，白汤下。

治肠胃积热，胁间痞闷，大便结燥[①]，小便赤涩，肠风痔漏，肢节顽麻，手足瘫痪，步履艰辛[②]，语言蹇涩，搜风顺气丸，能通气血，清热润燥。

大黄（酒蒸）二两，白槟榔、火麻子（微炒，去壳，另研）、菟丝子（酒浸，焙干）、川牛膝（酒浸）、干山药、独活、郁李仁（汤泡，去皮）、车前子、山茱萸（酒润，取肉）各一两。俱末，蜜丸桐子大，早晚[③]各[④]下五十丸，茶、酒、米饮任下。

治半身不遂，手足欠利，语言费力，呵欠，麻木，口眼歪斜，头目眩晕，痰气壅盛，筋骨时痛，或头痛心悸，加味八珍汤。

南星、半夏（俱制）、白芍药、川芎、白茯苓各七分，当归、人参各一钱，生地黄、黄芩（姜汁拌炒）、橘红（盐水洗）、酸枣仁（炒）、羌活、防风各八分，白术一钱半，红花

---

① 胁间……大便结燥：原作“痞闷结燥”，据《寿世保元》卷二改。

② 手足……步履艰辛：原作“手足艰辛”，据《寿世保元》卷二改。

③ 早晚：此后原有“临卧”2字，于义不协，据《寿世保元》卷二删。

④ 各：原漫漶不清，据清刻本改。

（酒洗）六分，甘草（炙）、黄柏（酒炒）、川乌（童便泡）各三分。水煎，入淡竹沥、姜汁各三匙，五更服。

治舌喑足废，属肾经虚寒，其气厥不至，宜温之。多欲者有此症。河间地黄饮子。

熟地黄、巴戟、山茱萸肉、石斛、肉苁蓉（酒洗，焙）、麦冬各五分，五味子（炒，槌）、远志（去心）各四分，白茯苓、石菖蒲各六分，肉桂、附子各三分，姜、枣各三，薄荷七叶。水煎服。

治燥金受湿热之邪，是绝寒水生化之源，源绝则肾亏痿厥之病大作，腰以下痿软不能动履，东垣清燥汤。

黄芪、白术、橘皮、泽泻各一钱半，苍术一钱，五味子九粒，人参、白茯苓、升麻各三分，麦门冬、当归身、生地黄、曲末、猪苓、酒黄柏各二分，柴胡、黄连、甘草（炙）各一分。水煎，空心热服。

治肾水不足，虚火上炎，发热作渴，口热生疮，或牙龈溃烂，咽喉作痛，或形体憔悴，寝汗发热，五脏齐损，四肢痿软等症，加减八味丸。

熟地黄八两（杵膏），山茱萸肉、干山药各四两，牡丹皮、白茯苓、泽泻各三两，肉桂、五味子各一两。各末和地黄，蜜丸桐子大。每空心食远[1]滚汤[2]下八十丸。

治半身不遂口眼㖞斜，痰涎壅塞，手足顽麻等症，青州白丸子。

半夏七两，川乌头（去脐）五钱，南星、白附子各二两。

---

① 空心食远：即空腹，离进食时间较远时。

② 滚汤：即开水。

共末，绢袋盛，浸水中三日，糊丸桐子大。每姜汤下十丸。

治中风痰涎迷心窍，舌强不能言，涤痰汤。按：中风不语，虽是痰火上壅如此，然多有挟虚者，此方豁痰、清热、利气、补虚兼备，所谓简而可者也。

南星（姜制）、半夏（汤泡七次）各二钱五分，枳实（麸炒）、茯苓各二钱，橘红一钱五分，人参、石菖蒲各一钱，竹茹七分，甘草五分，姜五片。水煎，食后通口服。

口眼㖞斜症论：凡半身不遂，即口眼㖞斜，亦有非半身不遂而口眼㖞斜者，故另立治法。经云：足之阳明、手之太阳，筋急则口目为僻①。又云：足阳明之脉，挟口环唇，所生病者，口㖞唇邪②，大率属胃而有筋脉之分。

有因阳明气虚，而风邪外袭者，古方惟秦艽升麻汤，最可为例。有因胃土湿痰，积火而患者（好酒者每患此），以二陈汤加白术、葛根、白芷、栀子、石膏之类。有因肝木素旺，乘恚怒而作者，用泻青丸以制木，次用清肺金、培胃土之剂。然此症虽有风痰湿热之因，皆因胃气不爽，故宜健中气以运痰，清肺金以制木，养肝血以助筋，不可过用克伐也。

治风寒客手足阳明经，口眼㖞斜，恶见风寒，四肢拘急，脉浮紧，秦艽升麻汤。

升麻、葛根、甘草、芍药、人参、秦艽、白芷、防风、桂枝各一钱，葱白一根。水煎服。

治中风麻痹不仁，鼻、额、唇口、发际等皆痛，口不可开，不便语食，左额颊上如糊急③，手触之则痛，此足阳明经受风

① 足之阳明……口目为僻：语出《灵枢·经筋》。
② 邪：同“斜”。
③ 糊急：僵硬紧缩感。

毒，血凝滞而不行故也。犀角升麻汤。

犀角一钱二分，升麻一钱，防风、羌活各七分，白附子、白芷、黄芩各五分，甘草三分。水煎，食后日三服。

麻木拘挛症治：四肢麻木不仁，即为诸痹之渐。《丹溪心法》所云湿痰死血，此特一偏尔，惟《医学纲目》论列详明。盖脾主四肢，若中州气虚，为停痰支饮所滞，不能周达肢体；或劳役过度，血脉扰乱；或中气下陷而不伸；或久思暴怒，脾气郁结，肝气乘脾，轻则作麻，重则痿痹。东垣先生率以参、芪、二术[①]补中行湿，而助以和血通经、导痰清热之药，非圣于医者不能也。每详此症，多主气虚。

拘挛者，经云虚邪搏于筋，则为筋挛[②]。又云：脉弗荣则筋急[③]。仲景云：血虚则筋急，皆属肝经，肝主筋也。然须分寒热，热挛者，经所谓肝气热则筋膜干，筋膜干则筋急而挛[④]。丹溪云：热伤血，不能养筋，故为拘挛；湿伤筋，不能束骨，故为痿弱[⑤]。治宜养血清热兼胜湿。寒挛者，经所谓寒多则筋挛骨痛，治宜温血兼通经，微带发表，不可太汗，太汗则血愈虚，腠理疏而寒邪易袭矣。

痛痹症治：又名痛风。四肢百节走痛者，他方又谓之白虎历节风症。或因于饮食起居失节，脾胃亏损；或肝血虚耗，血虚不能荣养筋骨，气虚不能充卫肌表，致风寒湿外袭。初起或一二处，久之失治，则邪气入深，随气转注，故历节作痛。然

---

① 二术：即白术、苍术。

② 虚邪……为筋挛：语本《灵枢·刺节真邪论》。

③ 脉弗荣则筋急：语出《灵枢·经脉》。

④ 肝气热……筋急而挛：语本《素问·痿论》。

⑤ 热伤血……故为痿弱：语本《格致余论》。

有因于血热，亦必由外凉所搏，故热血得寒凝滞污浊而为痛。有因痰阻脉道，气血濡滞而作痛。求其经络所属而施治之，庶无误矣。大抵痛而不敢按者实也，手按而痛缓者虚也。

治历节痛风，痰盛口禁，腰背反张，半身不遂，语言蹇涩等症，小续命汤。

防己、肉桂、杏仁（去皮尖，炒黄）、黄芩、白芍药、甘草、川芎、麻黄、人参各三分，防风五分，附子（泡，去皮、脐）二分，姜，枣。水煎服。

治风气客于皮肤，瘙痒不已。露蜂房（微炙）、蝉蜕等分为末，酒调一钱，日三服。白蒺藜子苗，煮汤浴。

治风痹，瘫缓[①]口噤及产后诸风。大豆，炒，黑烟未断，热投酒中，良久取酒热服。人乳五合[②]，三年陈酱五合，布绞汁，随便少少服，良久当语。痰多者，生白矾二钱，为末，生姜自然汁调，斡开[③]口灌下，化痰或吐即醒。一切风疾，宜多食梨，正月勿食。

诸风大便结燥，大黄一两，朴硝八钱，当归二钱。为末，每服三钱，空心白汤调下。

风疾浑身瘙痒，胡麻、威灵仙、何首乌、苦参、甘草、石菖蒲等分为末，每服三钱，酒调下。

风瘫不能起止，土茯苓四两（忌铁器，用木打碎），牛膝、皂角刺各六分，五加皮八分，多水煎服。戒牛肉、茶、醋、烧酒、麻油。

半身不遂，痰厥气厥，牛膝五两，入鸭肚内煮熟烂，去牛

---

① 瘫缓：即瘫痪。

② 合（gě 葛）：古代容量单位，一升的十分之一。

③ 斡开：使张开。

膝，食鸭。番白草[①]煮酒饮。当归、五加皮、陈皮各四两，牛膝、木瓜、桑寄生各三两，黑小料豆五合。米烧酒浸，早晚服。南星二钱，川乌（去皮）、附子（去皮，俱生用）各一钱，木香五分，姜五片，枣一枚。水煎服。

口眼歪斜，桂心酒煮取汁，故布蘸，掩病上，左祸搨右，右祸搨左，正即止。蓖麻子仁一粒，鳝鱼血调，如上贴法。自己头上垢腻为丸，向左歪者将丸放右手心，以熨斗熨之；向右歪则熨左手心。熨斗用微火，若熨久，恐反歪过去，慎之。

大麻风，令病人别居静室，断酒戒色，耐性宽心，忌一切发风动气、荤腥、盐、酱、姜、椒、生冷之物，止素食澹[②]饭，乃可治疗。苦参、荆芥等分为末，水跌丸，每日早中晚，用野棣棠根汤下三钱。苍耳子，入大黑鱼腹中，锅底用苍耳叶铺匀，置鱼在上，仍以叶盖，白水煮熟食，至重者三回愈。松脂，炼，投冷水中廿遍，蜜丸，每服五钱，早午晚三次。鼻柱断者百日差[③]。身痒，蛇床子煎汤洗浴。云母，煅粉，为丸服。侧柏叶，九蒸九曝，为末，蜜丸桐子大，汤下五十丸。日三夜一，百日差。

风症七科（疠风）：大麻风、烂麻风、云头风、蚂蚁布陈风、雁来风、剪指风、麻上麻下风。

七孔损伤根源论

夫七孔何为而损伤也？人之五官，本于五脏，四肢经纬百

---

① 番白草：即翻白草。苦，寒。归胃、大肠经。功效为清热燥湿，凉血解毒。

② 澹：通“淡”。味道不浓。

③ 差：同“瘥”。病愈。

骨。五官，耳、目、口、鼻、眉也；五脏，心、肝、脾、肺、肾也；四肢，手、足也；百骨，骸也。脏官相为表里，肢骨相为经纬。若虫食心则眼瞎，虫在心、脾胃间则声哑，虫在肺则鼻塞，虫在三焦则鼻坠，虫食肝则眉落，虫在膀胱间则口歪，虫食肾则耳聋，虫在肾、大肠间则齿落，虫食骨髓则筋缩，虫在骨髓及皮肤则骨断。古云：皮肤疾易治，脏腑疾难治，骨髓疾尤难治。良医熟察药性，深却病根，因症施药，无不应者。

禁　忌　论

药类忌用大枫子、乌梢蛇，枫子性热，服后坏眼；乌梢蛇性冷，无益五脏。食类戒猪，虫在腹中，性好食肉，肉入腹时，众虫嘬之，虫益壮大，食脏蛀骨，不可为矣。药以酒导六经，自不可缺；然多则伤神气，或致房事损真阳，其源耗矣，何以受治？俱宜切戒。

庸医误治论

风症根源，透入骨髓，用药本为消风杀虫，去肿攻毒，通气活血，开麻除木，疗疮结靥[①]，返本还元。不知药性，不察病源，不识制度，纵欲去风杀虫，风不去而虫不杀也；欲去肿消毒，毒不去而肿未消也；欲除麻木返本元，得乎？致使病者浸循以底[②]于死，遂谓风症难治，岂非大罪人欤！疗此症者，有草药十种，蛇虫八种，其余则君臣之药，所难在制度耳。如善制依用，屡试屡验。

---

① 结靥：结痂之意。
② 底：同“抵”。抵达。

必用之药

一去风，以川山甲①为君，防风、荆芥、威灵仙为臣。

一杀虫，以生漆为君，闹杨花、苦参为臣。生漆能杀五脏之虫；闹杨花能去毒，除粪中虫，然性锐盛壮，若满七厘，亦能晕倒；苦参去皮肤之虫（先将生漆铁锅内炒化后，入川山甲共熬，漆出烟、川山甲黄色为度）。

一解浮，以松脂为君，苍术、石菖蒲、土狗为臣。松脂性能去浮解血；土狗头去上段风浮气、脚去下段风浮气（松香，白净者一斤，熬化，用棕滤去渣，以清水煮去苦味后，用防风、荆芥、苍术、甘草各四两，用水十碗，煎至五碗，去渣。将汤煮松香，干为度②；生酒③浸石菖蒲一日夜，熏干）。

一消肿，以番木鳖为君，三白草、牛蒡子、蜈蚣为臣。番木鳖性凉，能消肿；三白草根能消毒，用根擂，酒服，其毒立散；牛蒡子性能解毒，蜈蚣能攻大毒（木鳖，切碎，用羊油或香油炒过；次将苦参一斤，用水十碗，煎五碗，去渣，将汤煮木鳖，干为度；三白草根用姜汁炒）。

一通气，以木通为君，升麻、麻黄、木香、通草为臣。木通能通畅四肢，升麻运气上行，通草疏气，木香散气。

一活血，以当归为君，红花、藕节、生地、熟地、大蓟、小蓟为臣。当归（酒浸，焙干）活血，藕节去滞血，生地凉血，熟地补血，大小蓟行血（木通，先浸紫苏油内七日夜后，将生熟地、大小蓟并浸油三日，同焙干，为末）。

---

① 川山甲：即穿山甲，下同。

② 为度：原脱，义不明，据下文番木鳖炮制例补。

③ 生酒：未经煮过的酒。一般指米酒。

一除麻木，以草乌为君，升麻、胡麻、乌药为臣，姜汁为引。草乌先制麻性，方可制麻木；姜通神明，去秽恶，亦能升麻木①。然麻木乃血气朦闭，麻能知形状，木如死肉，不知痛痒。故医者除麻木，必先通气活血，用药开除，今日开寸，明日通寸，逐次开除，有汗妙（草乌一斤，切片，以滚水泡去皮；次将蓼草煎浓汤，去渣，煮草乌，干；油炒三次，复将姜汁浸，日晒，不可薰②。晒一月，可用，诸风皆治）。

一发汗，以紫背浮萍为君，胡麻、麻黄为臣（浮萍，洗净，略蒸熟，晒干，姜汁浸，再晒干，研末用）。

一通窍，用麝香。无麝，或人龙③亦可，蚯蚓亦良。

一钻骨，用龟尿。龟尿难取，以龟盛荷叶上，用镜照之，必尿荷叶上，急将尿盛磁罐中。若干，以生酒化开，见风则无效，切戒。若一时难得，以制过水银代。

一接骨，用鸾胶。古云鸾胶续断弦，难得之药。其次，莫如土鳖。如无，以土牛膝代之。

一入髓，用磁石，能引针动者方可用。

一伸筋，用牛卵，其性纯阳，大能疏通筋骨，故缩筋者服之自伸。

一分经，以獭胆。语云：獭胆性能分经。

制八关草药：希圣草、希贤草、鹤虱草、苍耳草、金银花、地冻风、叶下红、白头翁。八味各甑④蒸，晒干可用。好油各浸一宿，

---

① 升麻木：当为消除麻木之意。升，疑误。

② 薰：同“熏”。熏制。

③ 人龙：即苦石莲，又称为猫爪簕、南蛇簕、老鸦枕头等。性苦寒，有散瘀止痛，清热祛湿的功效。

④ 甑：疑为“甑”之误。甑，竹器。

各蒸晒干，各藏一罐。临时各将罐药十二两，均分七主，纳七个鲤鱼腹中，包封蒸煮之。或用鹭斯①一只，去尾嘴，碗外用黄泥封，以细火焙焦，和骨和肉，或散或酒调糊为丸，酒送下。

上好白术一斤，切片，磁罐内水煎浓汁，去渣，又煎渣三次。三汁同用文武火熬成膏，磁罐贮用。

七种风科通用急方

预解汤 忽遇暴雨湿热，衣枕湿，晚间以滚水沐浴，眉眼俱洗过，日后身不犯恶症。

急救方 人受湿热交攻，四肢上下或有一点麻木处，即无汗，就于麻木处用艾灸之，否则渐成麻风。

冲毒丸 防风、荆芥、苍术、甘草、松香各制共二两，川山甲、生漆各五钱，木香二钱，麻黄三钱。共末，蜜丸桐子大。每辰酉时，酒服二钱，七日毒尽发外。世俗不知以药发出，但以药隐之，外症皮肤虽好，而脏腑日坏，骨髓皆竭，三月之后，风发于外，骨断经解，不可救矣。

透髓消毒丸 松香、番木鳖、七白草各制四两，石菖蒲二两，牛蒡子二两，蜈蚣五钱，麝香一分，磁石二钱，土狗三钱。共末，蟹黄化生漆，丸桐子大。日服二次，酒下。三七日，磊落②之肿尽平，黑蓝之色尽除。

七鲤剂 八关十六子③藏在鲤鱼腹中，煮食，风无不去而

---

① 鹭斯：即鹭鸶。
② 磊落：高大的样子。
③ 八关十六子：指下文所述八个方剂中的八种主药与十六种配伍的药物。

虫无不死矣。八关十六子，以金、石、丝、竹、匏、土、革、木①为号。

金字号　关主希圣草，即金星凤尾草，性能去四肢之风，并百般风痼。身、叶俱可用，叶能通圣，故名。二子②蜈蚣、连翘也，蜈蚣消毒，连翘解毒。希圣草（制）二两，蜈蚣、连翘各二钱半，共一罐。

石字号　关主希贤草，即豨莶草，开黄花，枝叶可用，梗与根不用。能去上下风毒，亦可治疔疮。二子青竹蛇、朝脑③也，毒蛇攻毒，朝脑行血。分两同前，共一罐。

丝字号　关主叶下红，上青下红，梗、根皆红，又名地前。叶夏青秋红，能散血，治腹痛，擂碎，生酒用可治小儿火丹。其根、梗俱可用，又名紫背天葵。二子僵蚕、苦参也。分两同前，共一罐。

竹字号　关主地冻风④，四季俱有，去下节风用根。根下有一子形类蜂状，故名。亦治泻痢。二子全蝎、乳香也。分两同前。

匏字号　关主雁虱草，春生，夏秋开黄花，能杀虫，洗疮，主愈牛喘，花、叶可用。二子八宝虫、没药也。分两同前。

土字号　关主白头翁，能杀虫解毒，根、身俱用，叶如生地黄。但此根白，花节有白毛如茸然，故名。二子土鳖、菟丝子也。分两同前。

---

① 金、石、丝、竹、匏、土、革、木：中国古代一种按乐器的制作材料分类的方法，称为“八音分类法”。匏，指用葫芦制成的乐器。此处是以八音分类法对药物进行分类。

② 二子：此指所配伍的两种药物。

③ 朝脑：即樟脑。

④ 地冻风：即龙牙草根。

革字号　关主苍耳草，又名野落苏，其子曰苍耳子，沾人衣。叶可用，能去风，亦治蛇伤、犬咬。二子川山甲、白蒺藜也。分两同前。

木字号　关主金银花，去四肢风。花上、叶次，藤根不用。二子蜈蚣、皂角刺也。分两同前。

关以金、石、丝、竹、匏、土、革、木号者，以其主心、肝、肺、肾、脾、大肠、小肠、膀胱也。八关草药，各行五脏三焦。十六子有蛇虫之类，有君臣药，能行十二经络。以八关十六子，总藏七个鲤鱼腹中，包封煮之，故名七鲤剂。其一鲤鱼腹中，止藏二两。倘无鲤，鲢鱼亦可。用麝香二分，合鱼同煮。每鲤食二日，歇一日，酒送下。服后脏腑之虫，浸灌而次第尽死，其虫或吐出，或大便出，形如蛀米虫，口长二分，有头有尾，至恶之物。皮肤之虫，从窍而出，与鹁鸪①相似，又有似白蚁者。若服②青褂，一日不解，其虫尽在褂上。

大毒丸　芝麻五钱，麝香二钱，木香五钱，白砒（制）、雄黄、灵砂各三钱，龙骨、虎胫骨、鹿角胶、川山甲各六钱。共为末，加磁石少许，蟹黄化生漆，丸桐子大，朱砂为衣。每服三十丸，解毒汤下。

方：黄连三钱，栀子、黄柏、黄芩各二钱，地骨皮、柴胡各一钱。水二钟，煎八分，下大毒丸。

服大毒丸，以杀骨髓之虫，而他病或生，犹如前门拒狼，后门进虎，岂万全之道哉？故立解毒汤，以下大毒丸，斯为十全之谋。或者脑中膨胀，骨髓皆痛，不足为虑。古云：若药不

---

① 鹁鸪：即鹁鸪，指斑鸠。
② 服：穿着。

瞑眩，厥疾不瘳①。诚哉！

通气活血丸 木通（制）八两，大、小蓟（制）各三钱，胡麻（炒）、麻黄各七钱，当归四两，生、熟地各一两，红花五钱，藕节二两。共末，姜、葱汁糊丸桐子大。每酒下二钱，则血脉滋润，麻木无汗处，必有汗矣。

开麻除木神应丸 草乌（制）八两，升麻、胡麻、麻黄、姜汁、麻油各等分，蓼草（麻油炒）。共末，姜、葱汁糊为丸桐子大。每酒下三钱，则麻木处一日开二寸，时刻渐开，昔无汗处皆有汗，不知痛痒处皆知痛痒。

返本还元丸 白毛乌骨骟鸡一只，饿三日，先与水吃。将土虺蛇②数条，焙干研末，和粉丸如谷子大，与鸡食饱，鸡自颠死。将毛尽去，煮熟、捣烂，听用。白茯苓三两，白术、黄精各四两，芡实五两，杜仲六两，石莲子七两。共末，与鸡捣烂，为丸桐子大。每酒服三钱，毒气尽散，元形复故。

神应出汗散 紫背浮萍三两，麻黄一两，胡椒五钱。共末，姜汁糊丸梧子大。每服二钱五分，汗如雨下。

五司散 天灵盖（炼过）、银朱、小麦面（炒过）、松香（烧存性）、花椒。共末，敷流脓溃血处，自封口结靥。

二神汤 苦参、蕲艾各四两。咀片③，煎汤沐浴则④快畅清爽。

清油引 香油、血竭、白砒、锡灰、儿茶、没药、僵蚕、

---

① 若药……厥疾不瘳：语见《孟子·滕文公上》。意谓治病用药如果不猛到使病人晕眩，则病就不能彻底治愈。

② 土虺蛇：蝮蛇的俗称。

③ 咀片：又称饮片。指经过加工处理，制成片、丝、块、段状，以便于煎服的药材。古时药物加工往往不用刀具，而用牙咬，故称。

④ 则：原漫漶不清，据清刻本改。

全蝎、蜈蚣各等分。共末，浸香油内。鸡子打饼贴患处，则毒虫尽死，疮口收而结靥矣。

鼠枭膏 鼠枭，一名卷耳草，一名地冷。用瓦焙干，浸油内，又浸又焙。蜈蚣、嫩鼠、蜈蜂、蜗牛、全蝎、青竹蛇、蛤蚧、红娘子，油浸，酥油更好。葱、蒜、韭、薤，同醋捣汁一斤，煎膏听用。又加川乌、草乌、羌活、南星、桔梗、麻黄、断发、川山甲、大小蓟。共入油熬，去渣，煎好再下百草霜①、松香熬成膏，再下乳香、没药、血竭、儿茶。此膏贴漏底大风疮毒，神效。

七孔损伤因病用药

耳聋属肾虚，聪听固肾丸（以下丸俱如梧子大）。

紫河车一具（洗净，煮熟，焙干为末），鹿角胶四两，白术膏二两，白果肉（去心）、枣肉、莲肉（去心）、牡蛎（火煅存性）、枸杞子各②一两。共末，糯米粉糊丸，乌梅汤下二钱。此方亦能治遗精并种子。

眼瞎知心病，明目养心丸。

生地、熟地、黄精、知母各三钱，麦冬、天冬各二钱，当归、菟丝子、柴胡、泽泻各五钱，北五味、枸杞子、紫荆皮各四钱。共末，炼蜜丸，不拘时，米汤下二钱，清心明目。

鼻塞知肺病，通鼻润肺丸。

白芷、木通各五钱，樟木根一两，当归六钱，皂角刺四钱，生地一两，麻仁一两。共末，米糊丸，每酒下二钱，润肺通鼻，

---

① 百草霜：杂草经燃烧后附于锅底或烟筒中的烟墨。

② 各：原脱，据文义补。

亦治肺痈，口吐臭痰。

眉落知肝病，生眉补肝丸。

桑白皮、归尾、五味各五钱，龙胆草二钱，蕤仁七钱，菟丝子四钱，茯苓、细辛、白芍各三钱，柏子仁、柴胡各①一钱五分。共末，蜜丸，每米饮下三钱。

又，画眉丹　青藤（熬膏）、侧柏叶（取汁）、僵蚕沙（醋浸，炒）各等分，和匀，以笔搽眉上则眉自生，搽须亦生。

牙落是肾及大肠病，生牙丸。

鼠骨一两，麝香一钱，人龙二钱（焙干），川山甲二钱。共末，加固肾方，酒糊丸，每酒下二钱。

筋缩骨断是髓病，伸筋接骨丹。

牛卵一对（放牛尿胞内，用线缝之，瓦罐煮熟，听用），土鳖三枚，乳香（去油②）、血竭、木通各二钱，巴霜一钱，红花、苏木、归尾、砂仁、接骨草各三钱。共末，水胶化开丸，酒下三钱。

鼻坠是肺脾三焦病，理脾补肾丸。

白术、茯苓、枳实、陈皮各一两，半夏（姜制）五钱，川芎七钱，砂仁、厚朴、薏苡仁各五钱，萝卜子五钱，泽泻八钱，桑皮八钱，木香三钱。共末，姜汁糊丸，葱汤下二钱。

口歪乃肝及膀胱病，固肾正口丹。

枣仁五钱，乌梅五钱。二味加固肾丸内，酒下二钱。

声哑是心脾胃病，开声散。

杏仁、石膏各一钱，柯子、乌梅、知母、芽茶各五钱，木

---

① 各：原脱，据文义补。

② 油：原漫漶不清，据清刻本改。

通、黄连各二钱。水煎，加童便服。

七种风症治法①

一治大麻风症。已后②系七种风症治法。

此症先受湿气，后受热气，惊动湿气，以致面肿，磊块积久，疮口开裂，犹知痛痒，只浮肿未麻木，故名大麻风。先用马皮冲毒丸，次解湿汤、消毒如神丸、七鲤剂、姜萍出汗丸、火汗方③、解湿消毒丸、通气行血丸、返本还元汤、人参大补汤。二十日见效，百日全愈。

一、马皮冲毒丸

马皮三钱，木通二钱，松香二两八钱，川山甲、生漆各五钱。共末，蜜丸，日三服，初服酒下钱半，一七④后毒意尽消，发于外。

二、解湿汤

当归二两，肉桂八钱，木通、苍术各一两，麻黄、胡麻各四钱，附子（童便浸，石灰包煨）三钱，防风五钱，金银花七钱，荆芥穗二两，石菖蒲（酒浸）一两，紫背浮萍一两，甘遂、防己、陈皮、番木鳖、干姜、木香各三钱，苦参五钱，土狗三钱。水煎，早服三四剂，浮肿渐消。

三⑤、消毒退肿丸

防风、荆芥、苍术、甘草、松香、豨莶草、菟丝子（炒）、

① 七种风症治法：原无，据文中“已后系七种风症治法”补。
② 已后：即以后、以下。
③ 方：原脱，据下文补，下同。
④ 一七：即七日。
⑤ 三：原脱，据上下文例补。

木通各五钱，闹杨花（烧酒浸）二分，土狗三钱。共末，桑果汁同酒糊丸，卯酉时服二钱。

四、七鲤剂（见前）

七鲤每鲤连服二日，服姜萍出汗丸一日，共三七①，则脏腑风去而虫死。

五、姜萍出汗丸，发汗，散内湿热毒

紫浮萍、麻黄、木通各二两，浸姜汁内十日，熏干。共末，姜汁糊丸，每酒下三钱。

火汗方 草荐②一条围住，身上被盖，坐在中间，用火炉烧艾蓬蒿烟，熏病人阴囊下，汗透以发外湿，鲤剂以杀诸虫，浮肿可消六七。

六、解湿消毒丸，解骨髓湿毒

木通、虎胫骨各二两，人龙一钱，苍术五钱，松香四两，萝卜子（炒）一分，土狗三个。共末，麻黄汤糊丸，与行气通血丸参服，每二钱酒下。

七、通气行血丸，宣通气血

木通三两，淮熟地（酒浸、蒸各一日）、人参、沉香各一两，菟丝子（酒浸一宿，炒）、知母、红花、牛膝、藕节各二两，杜仲（酒浸，炒，去丝）三两。共末，酒糊丸，每卯酉时酒下二钱，与解湿消毒丸参服，至四七③日浮肿去八分。

---

① 三七：即二十一日。

② 草荐：草垫子。

③ 四七：第二十八日。

八、返本还元丸，去邪扶元气

见前篇。不加减，与人参大补汤参服。

九、人参大补汤，培补元气

五味子二钱五分，丹皮四钱，半夏（姜制）四钱五分，柴胡、黄芩各五钱五分，白茯苓、栀子各五钱，麦冬、人参、紫花地丁各七钱，甘草三钱，贝母（去心）六钱。水煎，空心服。午时服返本还元丸，一月后病根全除。

一治烂麻风症。此症是湿热一时同受，互相攻击，如甑蒸饭、曲酿酒，致四肢上下中腰，皆或有一点麻木处起，酝酿成毒，面浮肿磊落，手足顽麻，不知痛痒，疮有流血，臭不可闻。此风尤难，用蟹黄冲毒丸，开麻除木，救苦解厄汤、解浮消毒丸、七鲤剂、透髓消毒丸、三才返元丸、火汗方、透髓出汗散，循循有序，一月有功，四月全愈。

蟹黄冲毒丸　蟹性横行，用蟹黄丸，取其横行经络，攻毒气也。

松香脂四两，川山甲（炒）一两，木通（制）一两。共末，蟹黄化生漆丸，早晚各酒下三钱。

救苦解厄汤　当归、川芎、木通、蝉蜕、菊花、牛膝、防风、白蒺藜、紫浮萍、郁金、海藻（盐水浸）、皂角刺、杏仁各一两，五加皮、苦参、羌活、独活、全蝎（去头尾）各二两，黄芩、大黄、川乌（童便浸煮）、青藤各六钱，何首乌、僵蚕、木瓜、金银花各七钱，石菖蒲五钱。水煎服，约十剂，浮肿去三分。

解浮消毒丸　松脂、木通各四两，七白草、豨莶草各一两，闹杨花（火酒浸）二分，防风三钱，川山甲、土狗各五钱，人龙一钱，牛蒡子（炒）四钱。共末，蜜丸，每早晚酒下二钱，至二七①，浮肿去五分。

七鲤剂 先以七白草，姜汁制过，调在水中，加青盐少许，蜜一杯。姜汁浸鲤鱼煮熟，或酒下，或饭下都可。所藏八关十六子，俱同前法。食鲤二日，间一日。用火汗，服透髓出汗散，共三七日，浮肿又去六七分，腹中、皮肤之虫尽去。

七白草，能解千般肿毒，加前胡治后红②，加川牛膝可医鹤膝风，加杜仲、牛膝可医腰风，加苍术可医血崩。

透骨出汗散 合前加磁石少许，引之。

透骨消毒丸 麝香、人龙、鹿角霜各一钱，雄黄、土狗、磁石各三钱，蜈蚣五钱，萝卜子三分，木通一两，松香三两，百草霜二钱。共末，蜜丸，每酒下一钱，日二服，与木通血竭丸同服。

木通血竭丸 木通、血竭各四两，藕节、菟丝子各五钱。如腰麻加杜仲，膝头麻加牛膝，手足麻加天麻、升麻、胡麻、麻黄各五钱。共末，蜜丸，每午时服三钱，早晚服透髓消毒丸，三七日，病除八九分。

开麻除木丸 草乌一斤，番木鳖八两，木通六两，川山甲四两，松香五两。共末，蜜丸，日二服，每酒下一钱五分，五十日则顽钝麻木俱通，有汗矣。

三才返元丸 前方加天冬、地骨皮、人乳，共丸。能运行人身三部，故名。服此浮肿消，麻木开，皮肤复旧，病根永除。

一治云头风症。此症先受湿，偶受暴雨热气，与大麻风同，

① 二七：指第十四日。

② 后红：指大便出血。

或紫色，或红白青黑色，与云头相似。治法：有干漆冲毒丸、神农散、五鲤剂、火汗方、出汗散、滋气润血丸、开麻除木丸、返本还元丸，次第用药，三月全愈。

干漆冲毒丸 生漆（炒去烟），能攻人之黑血，犹以贼攻贼，故曰冲毒。余药尽同前篇，服一七，则毒气尽发外。

神农散 此方出自《神农》，故名。能去云头风。皂角树皮（去粗皮，为末，每一斤用醋半斤、盐四两、真炭一两，用皮，锅内炒黄色为度）、七白草（姜制）、苦参、防风、荆芥、白鲜皮、当归、白芷各一两，一粒金丹（即千年矮）。共末，每姜汤调服二钱五分，卯酉时二服，五日后，云头气色渐澹。

五鲤剂 即七鲤剂，此症只用五鲤。

出汗法 出汗散同前。

滋气润血丸 川芎、当归、木通各制四两，茅根、桔梗各一两，紫苏、蒲黄（炒黑）、知母、地骨皮、大蓟各七钱，白茅花六钱，阿胶五钱。共末，蜜丸，午时进此药，卯酉时服开麻除木丸，参服返本还元丸，仍用蟹黄化漆，以二味能去云头黑色也。

一[①]治蚂蚁布阵风。此症感热气多，湿气少。因感湿被絮花而起，骨髓皆痒，手足顽麻，面上浮肿，如蚂蚁布阵形，真热毒也。治法：用清凉冲毒丸、开麻除木丸、驱热汤、七鲤剂、冲和出汗散、储风清凉丸，善自保摄，五月可愈。

清凉冲毒丸 松香四两，川山甲五钱，柴胡、前胡、地肤子、地榆、地骨皮、黄芪、黄柏各一两。羊脂煮，晒干，共末，豆粉糊丸，日二服，每白汤下一钱，一七毒气尽发外。

---

① 一：原脱，据上下文例补。

驱毒汤 菊花、米仁[①]、枳实、玄参、升麻、胡麻、防己、防风、黄连、侧柏叶、荆芥穗、归尾、威灵仙、白蒺藜、菟丝子、白苏皮、豨莶草各等分。水煎服，五日热减三分。

七鲤清凉剂 药同前，只添绿豆粉。

冲和出汗散 麻黄、紫背浮萍、五灵脂、石菖蒲。共末，白术膏丸，每服三钱，葱汤下。

水汗发[②] 豨莶草、苍耳草、艾叶、五味子、八角槐、寉虱草[③]。煎汤，令患人坐浴盆上蒸透，四围密固，不可见风，要出汗透则已。

清凉消毒丸 松香、番木鳖、川芎、当归、木通各制四两，土狗、槟榔、木香各五钱。共末，蜜丸，午时服一钱，卯酉时服开麻除木丸。

储凤清凉丸 其药俱同返本还元丸，加天花粉、绿豆粉、竹沥，用薄荷自然汁打糊丸，每白汤服二钱，日二服。

一治雁来风症法。此症亦同大麻风，雁来则浮肿，雁去稍消，遍身花黑，又兼白藓，手足枯槁，面似煤炭。三年前可治，三年后难医，约十余年才死。治法：用冲毒丸、攻黑丸、悲秋丸、透骨出汗散、醮药出汗散、开麻除木丸、入骨丹、生精滋液丸，约五月可愈。

冲毒丸（见前篇）

攻黑散 人参、白术、茯苓、川芎、当归、白芍、白芷、白蔹、防风、荆芥、干漆、肉苁蓉、白鲜皮、威灵仙、闹杨花、五加皮各制等分。共末，火酒调下二钱，日进二次，服七日，

---

① 米仁：即薏苡仁。

② 发：据上文“火汗方”，疑为“方”之误。

③ 寉虱草：寉同“鹤”。即鹤虱草。

黑色退二三分。

悲秋丸 八关十六子，共二十四味，加天冬、地骨皮各一两。人中汗，不用鲤鱼，只用雁一只。不拘新陈，将前药末放雁腹中，煮熟捣烂，丸梧子大，每服百丸，酒下。

透骨出汗散（依前方）

醮药出汗散 银朱三钱，锡灰四钱，天灵盖五钱，朱砂一分，麝香五厘。共末，绵纸包起，用麻油灌之，烧点围身上下，不见风。醮七次，一日一次。其服悲秋丸、出汗散，醮药工夫如前法。

开麻除木丸（依前方）

除木通圣丹 又名入骨丹。姜汁、葱白汁、麻黄、乌药（各煎浓汁）、石菖蒲汁、头生乳汁各一杯。共煎成膏，以水银、唾沫制丸[1]，每服一丸，重二钱三分。临服加胆矾三分为丸，每日午时将此丸放病人两手心，右手擦左脚心，左手擦右脚心，务坐密室，忌风。每日辰戌时，服开麻除木丸，午时用除木通圣丹。

生精滋液丸 牡蛎（煅存性）、龙衣[2]（酒炒）、芡实、米仁、茯苓、王不留行各二两，川归七钱，钟乳粉、浮小麦各五钱，大蓟、红花、甘遂、知母各二钱，远志三钱，木通、破故纸各一两（炒）。共末，蜜丸，每酒下一钱，日二服。

一治剪指风症法。此症腹内无虫，身无毒，血色如常，但手足十指皆斩落。治法：有发毒丸、驱风酒、大毒丸、解毒汤、开麻除木汤、通气润血丸、伸筋接骨丹、生肌膏，依次用药，

---

① 丸：原作“死”，据文义改。
② 龙衣：即蛇蜕。

五月全愈。

发毒丸 马皮（醋浸）、木通各五钱，松香一两，麻黄、胡麻各三钱。共末，用羊肝一具，煮熟去筋膜，共捣为丸，每好酒下一钱，日二服。

驱风酒 防风、川芎、金银花、连翘、地骨皮（制）各一两，蝉蜕、僵蚕、全蝎、白蒺藜、甘草、白芷、五加皮、羌活、独活、苍术、紫荆皮、黄芪、白鲜皮（制）各二两，栀子、白芍、蔓荆子、牡丹皮、牛膝各二两，木瓜、当归各四两，荆芥、赤花蛇各一两二钱，山药八钱，虎胫骨一对，沙参一斤。咀片，用真酒二十斤，煮三炷香，埋土中三日，出火毒。日服一碗，戒生冷。

大毒丸 依前方加地骨皮。制白砒法，用鹤虱草汤浸一日一夜，晒干，绿豆粉和面作皮，包裹煨熟，入药为丸。每解毒汤下三十丸。

开麻除木汤 菟丝子、鹤虱草、三角棱、八角槐、野荞麦、野落苏、金银花各等分。煎汤。

通气润血丸 木通（制）、当归各四两，紫苏、木香、苍术、肉桂、厚朴、香附、陈皮、莪术、三棱、藿香、良姜、砂仁、枳壳、白芷、木瓜、麦芽、萝卜子、川楝子各五钱。共末，蜜丸，每酒下三钱。

开麻除木丸、除木通圣丹、伸筋接骨丹（方俱见前）。

生肌膏 嫩老鼠（捣烂，阴干）二两，猪胆（阴干）、轻粉各一两，龙骨（煅）、血竭、儿茶各五钱，松香四两，乳香、没药、胆矾各七钱，无名异一两三钱。共末，同猪胆、松香熬膏，以贴患处。

—治麻上麻下风。此症治同大麻风，但麻下先服獭胆后服药，麻上先服药后服胆，则病根无不除者，边风亦治之。若无獭胆，麻上用升麻为引，麻下用牵牛为引。

已上七种风症，用药炮制之法，察病调治之方，切不可误，乃能奏效。

卷之三①

靖江朱凤台慎人甫纂②定　男廷宋嗣殷父对读

诸　暑

气③虚中暑昏仆，不可作风痰症治论

暑热④伤人，多因元气不足，胃气受伤；或于炎天烈日中，作务劳⑤役，其热归心，心火应之。轻者烦闷短气，手足酸软，宜清暑益气汤；重者一时眩仆不语，谚名暑风⑥者甚谬，实非风，亦非痰也，只是元气不任外热，气虚火腾⑦故也。切不得用散气及大寒之药，宜大剂参芪生脉散⑧，生姜煎灌之。亦不得扰动，只于静处安息，使其火退气⑨还而醒。古法谓宜以热土熨脐中，更使人溺于其⑩脐，此正接其⑪下元生气之法也。

---

① 卷之三：原阙，据清刻本补。
② 朱凤台慎人甫纂：原阙，据清刻本补。
③ 气：原漫漶不清，据清刻本改。
④ 热：原阙，据清刻本补。
⑤ 务劳：原漫漶不清，据清刻本改。
⑥ 风：原阙，据清刻本补。
⑦ 虚火腾：原阙，据清刻本补。
⑧ 参芪生脉散：原阙或漫漶不清，据清刻本补。
⑨ 其火退气：原阙或漫漶不清，据清刻本补。
⑩ 其：原漫漶不清，据清刻本改。
⑪ 其：原阙，据清刻本补。

暑天乘[1]凉郁遏卫[2]气论

凡暑热之时，无病之人，或纳凉[3]于大厦风檐之下，其时腠理方开，反为风凉所闭，不[4]得顺天时宣发之令，必洒然恶寒，拘急、头痛、心烦[5]，甚则肌肤火热燥渴。此症虽得之于暑天，实为外[6]感之候，宜大剂苍术、白术、防风等解表之剂，使得汗[7]而阳气复伸。汗后更须慎风，候汗孔致密，庶无后患。切不可因热惮于出汗，则阳气怫郁，必变传经之症，或延为痎疟之病。勿信庸医过用寒凉暑药，重夺生长之气，致伤脾胃，因为泻利之患也。

暑月过食生冷内伤症治论

五月姤卦[8]用事，一阴生于九泉之下；六月则二阴生矣，故自四月至七月，虽阳盛于外，而实阴长于内，是以方极炎之天，而藏冰窖中，冰更不解。人在气中，实与天道相应，则伏阴在内之说，未为非理。丹溪辩云："阴"字，当作"虚"字看，谓腹中之阳气虚也。虽顺时之令，不宜辄用辛热，而阳既内虚，至于寒凉之饵，尤非所宜也。如孙真人生脉散，令人夏月服之者，盖以人参益元气，麦门冬、五味子保[9]肺金，不令

---

① 乘：原漫漶不清，据清刻本改。
② 卫：原阙，据清刻本补。
③ 时……或纳凉：此8字原阙，据清刻本补。
④ 开……不：此8字原阙，据清刻本补。
⑤ 恶寒……心烦：此8字原阙或漫漶不清，据清刻本补。
⑥ 天……为外：此4字原阙，据清刻本补。
⑦ 剂……得汗：此4字原阙，据清刻本补。
⑧ 姤卦：六十四卦之一，䷫，巽下乾上。
⑨ 五味子保：此4字原阙，据清刻本补。

受火之伤，以滋气化之源，诚为良法。亦何[1]常必以黄连、香薷、滑石沉寒之类，重益其阴乎？每见[2]暑月不慎房室，又为生冷所伤，轻则腹痛下利，重则[3]指甲皆青，庸医不能变通，舍时从症，致阴症而殁者多矣，不可不察。

葑门仰二守璇，喜看方书，凡遇家人有病，辄自料[4]理。其姊六月间劳倦发热[5]，自用六和汤、香薷饮治之，反加虚火上升[6]，面赤身热。后邀刘宗厚诊视，六脉疾数，三部豁大无力。刘曰：此病先因中气不足，内伤瓜果生物，致内虚发热，非六合、香薷所能治，况夏月伏阴在内，重寒相合，此为阴盛隔阳之证。急用补中益气汤加附子三钱、干姜一钱，与生姜同煎，置水中浸冷服。服后果得熟寐，至天明微汗，诸病皆愈[7]。

清暑益气汤　治长夏湿热蒸人，人感之，四肢困倦，精神减少，懒于动作，胸满气促，支节[8]疼痛，或气高而喘，身热而烦，心下膨[9]闷，小便黄而数，大便溏而频，或痢或渴，不思饮食[10]，自汗体虚。

黄芪、升麻各一钱，苍术[11]一钱五分，人参、陈皮、神曲

① 良法……何：此4字原阙，据清刻本补。
② 乎……见：此3字原阙，据清刻本补。
③ 下利……则：此4字原阙或漫漶不清，据清刻本补。
④ 料：原作“疗”，据《续医说》卷二改。
⑤ 发热：《续医说》卷二作“中暑”。
⑥ 虚火上升：原作“痰气上壅”，据《续医说》卷二改。
⑦ 葑门仰……诸病皆愈：语见《续医说》卷二。
⑧ 支节：四肢骨节。
⑨ 而烦……膨：此5字原阙或漫漶不清，据清刻本补。
⑩ 不思饮食：此4字原阙，据清刻本补。
⑪ 一钱，苍术：此4字原阙或漫漶不清，据清刻本补。

(炒)、泽泻各五分，甘草（蜜炙）、黄[①]蘖[②]、麦门冬、青皮、干葛各三分，当归、白术各四分，五味子九粒。水煎，稍热服。按：前方固治暑之良剂，临症更须详其内外受伤之因，加减用之。

十味香薷饮　消暑气，和脾胃。

香薷一钱，人参、陈皮、白术、黄芪、木瓜、厚朴、甘草(炙)、白茯苓、白扁豆各五分。水煎服。

生脉散　生津止渴。

人参、麦门冬、五味子等分。水煎服。

益元散　治中暑身热，小便不利，燥泾分道，实大府，化食毒，行积滞，逐凝血，解烦渴，补脾胃，降妄行火之要药也。

滑石六两（水飞），甘草一两（另研）。和匀，每服五钱，新汲水调服。

人参白虎汤　治太阳中[③]热汗出，恶寒身热而渴（方见后伤寒条下[④]）。

中暑毒，新胡麻一升，炒[⑤]黑，摊冷碾为末，新汲水调三钱。或丸如弹子大，新[⑥]水化下。凡受热，不得以冷物逼，得冷即死。大蒜三瓣，细嚼温汤下，仍禁冷水。小青叶，井水浸去泥，控干，入砂糖捣汁，急灌。

伏暑引饮，口燥咽干，或吐或泻，白扁豆（微炒）、厚朴（去皮，姜汁炙）各一钱，香薷二钱。水煎，沉冷，不拘时服，

---

① 甘草……黄：此5字原阙或漫漶不清，据清刻本补。
② 黄蘖：即黄柏。
③ 治太阳中：原阙，据清刻本补。
④ 下：原阙，据清刻本补。
⑤ 一升，炒：此3字原阙或漫漶不清，据清刻本补。
⑥ 子大，新：此3字原阙或漫漶不清，据清刻本补。

或加黄连（姜汁炒黄色），如有搐搦加羌活。白扁豆叶十个，芦秫一撮。煎服。

消暑丸 半夏一斤（醋五碗，煮干），生甘草、白茯苓各半斤。共末，姜汁糊丸桐子大，每热汤下五十丸；有痰，姜汤下。

热渴死，热土、大蒜等分，研烂，水调去滓，饮即活。

一妇六月中，昏睡，不言动①，两手脉上盛下沉，此是中热，身凉不欲近衣，凉在皮肤，热在内也。用益元散，冷水调饮四五碗，仍以凉②物置胸前，后发战汗而愈。

一人七月间，一日昏运③不醒，人皆谓阴症，用附子理中汤、胡椒汤不愈。脉④沉细带伏，小便二日不解，原有房事，热从虚入，阴⑤气将绝，宜以水救。连饮新汲水三碗，不言；至五碗，少睡；又饮五七碗，大汗，方知饥食粥，用补中益气汤加葛根、泽泻而愈。

一妇，夏月卒死⑥而气不绝，遍体冷，无汗，六脉俱伏，三日不醒，诊之无脉。无脉宜死，三日乃不死，此是伏脉，热极似水之症也。用青布湿衣盖身上一时许，身热，连灌水五碗，反言渴甚，再灌碗许，大汗而愈。以补中益气汤加黄柏，十数剂而安⑦。

---

① 不言动：周慎斋《医家秘奥》作“不言不动”。宜从。

② 五碗，仍以凉：此5字原阙，据清刻本补。

③ 昏运：原漫漶不清，据清刻本补。昏运，即昏晕。《医家秘奥》作“昏晕”。

④ 脉：原漫漶不清，据清刻本补。

⑤ 入，阴：此2字原阙，据清刻本补。

⑥ 卒死：同“猝死”。

⑦ 以补中益气汤……而安：原作“补中益气汤”，据周慎斋《医家秘奥》补。以上三个医案，均见于《医家秘奥》。

论外感风寒，内伤冷热咳嗽治法

凡外感风寒之嗽，但①治所感之邪，则嗽自止。伤重者用杏苏饮加减；内伤冷物轻者，用六君子汤加砂仁、生姜、五味子；重者理中汤加五味子。如因饮酒厚味，胃中有热而嗽者，用六君子汤加黄芩、知母、麦门冬、五味子、瓜蒌仁；如内有热而外感寒者，参苏饮加知母、杏仁，或三拗汤加知母。此其大略也，临症消息，更须详辨。大凡因于寒者痰清，热者痰浊；如饮冷水数呷而暂止者，热也；饮热汤数呷而暂止者，寒也；兼鼻寒声重涕喷者，外感也。东垣曰：痰中白泡者，肺中虚寒也；口中涎沫者，胃中寒而不和也，或饮酒过多，亦有此症。智者察此而验脉候，庶于病因不远矣。

论真脏受伤咳嗽症治

真脏之病，有因久嗽而伤者，有因先伤而嗽者，用药或差，即成痨成瘘之候②，须分浅深标本治之。若先因外寒郁热于肺，或饮食③冷热不调，用药差讹，渐至肺虚乏气，瘦损发热，此本属外而渐伤内，但治其原受之因，缓缓调养自愈。若因④劳役酒色过度，耗损气血，五脏津液不能滋荣，或暴怒大叫，冲损肺经，以致发热少力，此皆真脏受伤，必先干咳，而后嗽出涎沫，治宜清润之剂以养肺，补脾土以生肺金，滋肾水以制心火。若上半日嗽甚者，胃中有火，用五味异功散加知母、贝母、

---

① 但：原阙，据清刻本补。
② 瘘之候：此3字原漫漶不清，据清刻本改。
③ 肺，或饮食：此4字原阙或漫漶不清，据清刻本补。
④ 若因：此2字原阙，据清刻本补。

石膏；若胃中虚热者，用补中益气加知母、石斛。午后嗽甚者，阴虚也，属肾气亏损，火炎水涸，津液沸涌，用六味丸以壮肾水，八珍汤加麦门冬、五味子以滋化源。黄昏嗽者，虚火上炎也，亦用前法。五更嗽者，火浮于肺也，用五味异功散加桔梗、知母、贝母、五味子。大凡心火太过而刑肺，或胸胁胀满，宜制心火，疏肝木，滋肺金，用人参平肺散；若肺金气虚，或脾土亏损，不能生金，用补中益气加桔梗、贝母；若肾水亏损，虚火上炎，用六味地黄丸；悲忧所伤，用归脾汤加桔梗、贝母；或先失血①而患咳，或因咳见血，皆前法调理。久嗽脉浮而缓大者易治，沉小细数者难愈。

论嗽分脏腑

嗽症虽主于肺，而各脏腑俱有咳，若不知所因，而概用肺家药，非惟不能奏功，而肺为娇脏，亦难任无罪之罚也。故仲景方分脏腑，详其见症用之，良验。然亦须照顾肺经，盖肺为管籥②，诸经气动，必由于肺，在智者消息之。久咳不已，三焦受之，其状腹满不食，涕唾，面目浮肿，气逆而促，宜五味异功散。

治嗽不用人参辩

嗽不用参之说，起于王汝言，俚医执之，往往当用不用。不知古名医治嗽方，多用参，如河间《宣明方》内，知母茯苓汤用参也；王海藏紫菀散用参也；东垣加减泻白散、平肺散，

① 失血：此2字原阙，据清刻本补。
② 管籥：锁匙的意思，比喻事情的关键。

俱用参也。丹溪治一人，因劳冒寒而嗽，用参四钱，麻黄连根节一钱半，三贴而愈，《纂要》以为丹溪神方。其他用参者尤多，薛院使内科治验，历载治嗽法，俱以培补为先，用参而获效，是彰彰明验，诸公悉试之矣。岂可信汝言之说哉！

寒痰为嗽用附子例

俞子容云：沈良臣患痰嗽，昼夜不安寝。屡易医，或曰风，曰火，曰热，曰气，汤剂杂投，形羸食减，几至危殆。求治于张致和[①]，致和诊之曰：脉沉而濡，湿痰生寒，复用寒凉，脾家所苦，宜用理中汤加熟附子。其夜遂得贴枕，徐进调理剂而安。或询曰：痰症用附子何也？不知痰多用生附，此戴原礼法，请观《证治要诀》[②]。

各方及验案[③]

参苏饮　治感冒风邪，发热头痛，咳嗽声重，涕唾稠黏。此药大解肌热，快膈化痰。

陈皮（去白）、枳壳（麸炒）、桔梗、甘草（炙）、木香各四分，半夏、干葛、前胡、人参、茯苓、紫苏叶各六分。枣、姜煎，热服。一方去木香，加川芎、白芷，取汗效。

杏苏饮　治一切初感风寒，咳嗽痰喘，咽膈不利，加减用。

陈皮、茯苓各一钱，半夏、甘草各五分，桔梗、桑皮、紫苏各七分，杏仁九个（去皮尖）。姜水煎服。

若虚弱腠理疏而患前症，加人参、白术；风寒重者，加连

---

① 张致和：原作“张至和”，据《续医说》卷六改。下同。
② 沈良臣患痰嗽……请观《证治要诀》：语本《续医说》卷六。
③ 各方及验案：原脱，据目录补。

根节麻黄；风寒郁热夜嗽，加知母；兼肺胃火热加姜制黄芩。

凡治嗽表散之剂，中病即止。如或不应，当求所因而滋化源。若过服克伐表散，重亡肺中津液，多变败症。

人参平肺散 治心火刑肺金，患肺痿，咳嗽喘呕，痰涎壅盛，胸膈痞满，咽嗌不利。

人参、青皮各四分，茯苓、知母各七分，桑白皮一钱，陈皮、天门冬、甘草（炙）、地骨皮各五分，五味子九粒（碎）。姜水煎服。

知母茯苓汤 治久嗽，往来寒热，自汗不已，或成肺痿。

知母、茯苓各一钱，人参、薄荷、半夏、五味子（杵碎）、柴胡、白术、款花①、桔梗、麦门冬（去心）、黄芪（炒）各六分，川芎、阿胶、甘草（炙）各四分。姜水煎服。

异功散 治久嗽，或腹痛少食，面肿气逆；又治脾胃虚弱，饮食少思等症。

人参、茯苓、白术、甘草、陈皮各一钱。姜、枣煎。

海藏紫菀散 治咳中有血，虚劳肺痿。

人参、紫菀、知母、贝母、桔梗、五味子、甘草、茯苓、阿胶各六分。水煎服。

小柴胡汤 治肝胆经风热，或寒热往来，或晡热②潮热，或怒火口苦，耳聋，咳嗽，泻利，胁腹作痛诸症。

柴胡二钱，黄芩一钱半，人参、半夏各七分，甘草（炙）五分。水煎服。

黄芩半夏生姜汤 治胆腑发咳，呕苦水若胆汁。

---

① 款花：即款冬花。

② 晡热：即日晡潮热，指下午3~5时（即申时）发热明显，且热势较高。

黄芩、生姜各三钱，甘草（炙）、芍药、半夏各二钱。大枣煎服。

肺痰久嗽，胡桃肉、杏仁（去皮）。蜜和，重汤煮熟，频食。甘草炙，为末，每日取童便半碗，调末一钱服。川贝母为末，沙糖丸，含化。贝母二钱，甘草（半生半熟）四分①。临卧淡姜汤下，三服必效。麻油、蜜、姜汁各四两，枯矾、诃子各五钱，童便一碗。共熬膏，每日空心服五钱。

痰嗽面浮肿，不能眠，蚌壳（烧灰为末）一钱，青黛一分，麻油二钱，齑水汤调服。

气嗽，陈皮、神曲、生姜（焙干）等分。俱末，丸桐子大，食后夜卧米饮下四十丸，亦治膀胱。

肺脏蕴热，胸膈塞满，瓜蒌子（去壳，别研）、半夏（汤洗七次，焙干）为末，各一两。姜汁糊丸桐子大，每食后姜汤下五十丸。

胸中热久嗽，莨菪子二升，肥枣百枚，水三升，慢火煮水尽，取枣，每旦、午、暮各食一枚。大雪梨（去皮心，捣汁）、川蜜各一斤，胡桃肉（连皮）八两，川贝母（去心）三钱②，辰砂一钱五分。为末，姜汁一钱，共入瓦罐内，生面封口，隔汤煮三炷香，埋土一宿取出，每日不时服。雄猪肺一个（忌水），桑白皮五钱，蜜蜡一两。共盛肺管内煮，空心食。

诸嗽，半夏、贝母、杏仁（去皮尖）、苦葶苈、桔梗、陈皮、北五味、旋覆花、紫苏子、甘草、阿胶、人参、御米壳各等分。为末，蜜丸弹子大，每服一丸。乌梅一个，枣三枚，煎

① 四分：原在“半生半熟”前，依文例乙转。
② 三钱：原在“去心”前，依文例乙转。

汤，食远嚼药吞下。

肺痰久嗽，并老年痰火。薏苡仁（炒）、山药（炒）各二两，柿霜、神曲、百部、枇杷叶（制）各一两，天花粉、麦冬、款冬花、贝母、玄参、白扁豆、苏薄荷各五钱，桔梗、甘草各三钱。俱末，蜜丸弹子大，每一丸，噙化咽。

一人内伤，出血盈盆，用知、柏寒凉滋阴降火。数月后，致咳嗽痰甚，声哑，形容消瘦，脉轻按有力，重按无力而短涩，此肺气亏损，阳气销铄，极危症也。法宜补脾益肺，令土旺生金，金生水。用人参、甘草、五味子、生姜各一两，茯苓二两，半夏三钱，熬膏，白糖收之，时时噙咽而愈。

一人咳嗽，肺脉大，二尺细数。用人参、黄芪各四两，生地一两，甘草三钱，服渐愈。

一人嗽三年，诸药不效。用补中益气汤加附子，七服，永不发。

一人患痢，半年后发喘声哑，口臭，头汗如雨，嗽声不出。医作痰火治，不效，是久病无阳，皆因脾虚生痰，不能统耳。用白术四两，茯苓二两，制半夏七钱，姜汁二杯，熬膏，白糖二两收。噙至半月，症减半，一月全愈。可见诸病贵调理脾胃也。

一老妇，素忧郁劳瘁，患自汗，寒热，咳嗽痰重，胁背腰痛，口淡，脉右浮大，左沉细。此肺之脾胃虚也，宜补脾益肺，则肝脉平而风邪自散。用人参、白芍、半夏各一钱，肉桂二分，五味、炙甘草各五分，姜水煎，热服。二剂后，用四君加姜汁炒半夏、白芍、百合各一钱，杏仁五分，五味二分，渐愈①。

① 渐愈：以上所引五个病案，皆见于《医家秘奥》。

一妇久嗽，日夜吐痰不止，痰中复有血，每日午后寒热交作，骨瘦如柴。人皆作劳症治，病愈甚。吴云翼诊其脉，曰：此因风寒入肺，未经发散所致。宜用川贝母（去心）、白茯苓各一钱，半夏、桔梗、前胡、黄芩（酒洗）各八分，广皮、苏叶各七分，枳壳（麸炒）六分，甘草五分，姜皮一撮。水煎，食远服，四剂而愈。恐根未除，又以酒洗黄芩一两，煎服，取微汗而全愈。后每遇风寒未散而成此疾者，用此方治皆效①。

调补脾胃论

《内经》曰：脾胃者，仓廪之官，五味出焉②。是人之一身，脾胃为主，胃阳主气，脾阴主血。胃司纳受水谷，苟饮食有节，寒温适宜，则脾胃壮实，一纳一运，化生精气，津液上升，糟粕下降，何病之有？若调摄无法，以致损伤脾胃，则纳化皆难，于是脏腑失所禀受，肢体失其荣卫，百邪易侵，而饱闷痞积、关格吐逆、腹痛泄痢、食亦等症作矣（胃热善食，不为肌肤，名曰食亦）。况脾胃属土，万物藉土而生，故古人以培养脾胃为王道之药。又曰：补肾不若补脾，旨哉。但治法不同，如饮食多纵，脾胃内伤者，消导为主，枳实、神曲、山楂、麦芽之类；饮食少进，脾胃内弱者，补养为先，人参、白术、茯苓、山药之类；且脾胃初病时，则为寒湿，宜辛香燥热之剂散之，缩砂、丁香、木香、豆蔻之类；久则湿能生热，热化为火，火能伤气耗血，则为燥热，宜辛甘苦寒之剂润之，黄连、黄芩、连翘、山栀之类。诚能审乎虚③实导补之分，新久燥润之异，

---

① 诊其脉……皆效：原阙，据清刻本补。

② 脾胃者……五味出焉：语出《素问·灵兰秘典论》。

③ 审乎虚：此3字原漫漶不清，据清刻本改。

思过半矣。

脾胃不和，不进饮食，须暖胃消痰。苍术（米泔浸）五两①，厚朴（俱去皮，姜制，炒香）、陈皮（去白）、甘草各三两。共末，每服三钱，或姜或盐汤点服。

体实者，脾气壅满，心膈不利，枳实贰两，面炒黄，为末，米饮调二钱下，不拘时。

脾胃积膏　鸡子五个，阿魏五分，黄蜡一两。锅内共煎，分作十服，细嚼，温汤空心送下。腹作疼无妨，十日后大便下血，乃积化也。

病后胃弱，饮食减少，莲肉（炒）、老米各四两，砂糖、茯苓各二两。俱末，随意白汤调下。

参苓白术散　治脾胃虚弱，饮食少思，或呕吐泄泻等症。病后元气未复，宜此调理。

人参、茯苓、甘草（炙）、白术（炒）、莲肉（去皮心）、砂仁（炒）、薏苡仁（炒）、桔梗、山药、白扁豆（去皮，姜汁炒）各等分。共末，每白汤调服二钱。

泻黄散　治脾热。

藿香七钱，山栀一两，石膏五钱，甘草三两，防风四两。共末，用蜜、酒拌，略炒，每服三钱。

竹叶石膏汤　治胃火作渴。

石膏、人参、甘草各一钱，薄荷、竹叶、麦门冬各五分。姜水煎服。

加味越鞠丸　治脾胃不调，变生诸病。

---

①　五两：原在“米泔浸”前，依文例乙转。

苍术二两，香附（童便、酒制）二两①，山楂（肉）、抚芎、白术、山栀（姜汁炒）各一两，枳实、麦芽（炒）、砂仁各五钱。俱末，用炒神曲糊丸桐子大，每滚汤下五十丸。

厚朴温中汤 治脾胃虚寒，心腹胀满，及秋冬客寒犯胃，时作疼痛。

厚朴（姜制）、橘皮（去白）各五分，甘草（炙）、草豆蔻仁、茯苓、木香各一钱，干姜四分。姜水煎服，忌一切冷物。戊火②已衰，不能运化，又加客寒聚为满痛，散以辛热，佐以苦甘，以淡泄之，气温胃和，痛自止矣。

助元散 能开胃进食，益元健脾。

云术③（糯米泔浸一宿，刮皮切片，晒干，蜜水拌炒）四两，茯苓（坚白者佳）、莲肉各一两半，橘红一两，麦芽（炒去壳，麦存芽）、白糖、神曲（炒）各五钱，甘草（炙）三钱。俱末，贮磁器中，早晚白汤调服三钱。若脾胃有积，加枳壳、厚朴、山楂、莱菔子；若脾胃湿热甚而生虫，加使君肉④、槟榔、朱砂、青蒿。

脾虚则脉弦者，服补中益气汤，后必发疟；脾虚而湿胜者，服补中益气汤，后必发痢。此邪寻路而出，仍服前汤自愈。凡用补中益气汤，下身痿软或虚弱者，不可用。

四君子甘温，足以守中，二陈辛温，足以散滞，皆脾胃要药也。

---

① 二两：此前原有“各”字，据文义删。

② 戊火：指脾阳。

③ 术：原作“木”，据《东医宝鉴·杂病篇四》改。

④ 使君肉：即使君子肉。

眩晕论

六阴之脉，沉静为常。如左关脉浮滑，寸脉微弱，本足厥阴肝经、手厥阴心包络经受病。病由劳烦过极，精神不足，手少阳三焦之火空发①，初附于肝，继乘于心包络，木火之势相并，炎发于至高之顶。厥阴之火，伏阴之痰，鼓动六阳之脉，方有厥眩之症。初以煎剂化风木之炎势，清痰气之结滞；再续调补手足厥阴之脉，则精神完固；再继丸药培补真元，使少火静藏，以杜②别传之患。

初服方　天麻、茯神各一钱五分，橘红、车前子各一钱，白术、菊花各六分，半夏八分。煎服，不时③止服二剂。

次服调补方　人参、天麻、牛膝各一钱，枣仁三钱，茯神一钱五分，远志、菊花、车前各八分。服二剂，加橘红一钱，空心午后，煎服四剂。

常服培补方　人参、枣仁各二钱，茯神、当归各一钱五分，远志、黄芪、白术各八分，炙甘草二分。早晚煎服。饮食入腹则死，不可吃汤，惟饮冷水。

痰晕，姜汁小半杯，加蜜二匙、盐少许，白滚汤化下。明矾三钱，火煅为末，姜汤调下，吐之即愈。

一时为寒所中，口不能言，眩晕欲倒，干姜一两，附子（生，去皮脐），每服三钱，水煎，食前温服。

诸风目眩，蝉蜕为末，米饮下一钱。

失血过多，眩晕不苏，人参、当归（酒浸）等分。每服四

---

① 空发：谓无故发生。
② 杜：阻断。
③ 不时：经常。

钱，水煎，不拘时温服。虚甚加麦冬、五味。

酸枣仁丸　治胆经不足，心经受热，精神昏瞶[①]，恐畏多惊，情思不乐，时有盗汗，虚烦不眠，朝差暮剧，时发眩晕。

地榆、酸枣仁（炒）各一钱，茯苓、菖蒲、人参各五钱，丹砂二钱。上六味为末，水、蜜、面糊丸桐子大，每米饮下五十丸。

《发明》云：或问钱氏地黄丸补肾，又曰补肝，何也？曰：然，手厥阴心包络、足厥阴肝经，俱治在下焦。经云：不足者滋其化源，故肾肝之病同一治，此地黄丸治二经意也。

失血眩晕，人参三钱，茯神、当归、丹皮各八分，山药（炒研）、麦冬、枸杞子各二钱，枣仁（炒研）、白术（炒）各一钱半，白芍（炒）、黄芪（蜜水炒）各八分，山茱萸（去核）一钱，五味子（打碎）十粒[②]，甘草（四分），加圆[③]四枚，煎服。

诸肺痈因治嗽过用峻药之误

凡治嗽，须看人虚实及病新久寒热，治以轻润之剂，勿求速效。若过用峻药汗下，重亡津液，以致肺气受伤；或素蕴内热，又得温药，必变肺痿、肺痈之症。咳嗽，鼻塞，项强，胸胁胀满，呼吸不利，膈间时痛，吐痰臭浊，渐见脓血腥秽，须用桔梗汤。喘咳短气，或小便短少，肺气虚也，佐以参芪补肺汤。体倦少食，或喘嗽短气，脾肺虚也，佐以参芪补脾汤。作渴饮冷，午前嗽甚，胃火盛也，竹叶石膏汤。作渴内热，午后

① 瞶：同“愦”。昏乱。
② 十粒：原在“打碎”前，依文例乙转。
③ 圆：指金属钱币。

嗽甚，阴血虚也，六味丸、四物汤。口干饮汤，体倦少食，胃气虚也，补中益气汤加五味子、麦门冬。大凡前症，若因外淫所侵，当祛邪而实土；若因心火太过，当伐木而补金；若肺气虚弱，当补脾土而生肺金；若阴火上炎，当补脾肺以滋肾水。然而发热喘嗽，咳唾脓血，饮食不入，皆脾土不能生肺金，肺金不能生肾水之败症。苟能纯补脾土而生肺脏，多有能生者。若用寒凉，脾胃复伤，则肺金失养，肾水益涸，虚火上炎，薰蒸于肺，未能奏功。其唾脓血，脉浮大，面色赤者，俱难治；若阴火妄动，或劳嗽吐脓血者，尤难治；若脓自止，脉浮短涩，及始萌而面色白者，易治。

大桔梗汤　治肺痈，咳而胸膈隐痛，两脚肿满，咽干口燥，烦闷作渴，浊唾腥臭。

桔梗（炒）、贝母（去心）、当归（酒拌）、瓜蒌仁、枳壳（麸炒）、薏苡仁、桑白皮（炒）、甘草节、防己（去皮）各一钱，黄芪（盐水拌炒）、百合（炙）各一钱半，五味子（杵）、甜葶苈、地骨皮、知母（炒）、杏仁（去皮尖）各五分。姜水煎服。

参芪补脾汤　治肺症因脾气虚弱，咳唾脓涎，中满不食，宜兼服此药，以补脾土生肺金。

人参、白术各二钱，黄芪（炙）二钱五分，茯苓、当归、陈皮各一钱，升麻三分，甘草（炙）五分，五味子（杵）四分①。姜水煎服。

人参补肺汤　治肺痈，肾水②不足，虚火上炎，咳唾脓血，

---

① 四分：原在“杵”前，依文例乙转。

② 肾水：此2字原漫漶不清，据清刻本补。

发热作渴，小便不调[1]。

人参、黄芪（炙）、白术、白茯苓、陈皮、牡丹皮、当归各一钱，山茱萸（肉）、山药各二钱，五味子（杵）、麦门冬、甘草（炙）各七分，熟地一钱半。水煎服。

《九灵山房集》云：项彦章[2]治费氏胸膈壅满，昏笃不知人，医者人人异见。项以杏仁、薏苡之剂灌之，立苏。又以升麻、黄芪、桔梗消其脓，逾月而愈。

肺痈，搒搒藤七根，连叶捣汁，和酒，重汤煮数沸饮，忌阴人。

清肺丹 川贝母、天花粉各四钱，白茯五钱，真阿胶（蛤粉炒成珠）、琥珀、苏薄荷各三钱，秋石、朱砂各二钱。俱末，每服一钱。初起，薄荷汤下；已久，甘菊汤下。

湿症总论并方[3]

经曰：湿气感则害人皮肉筋脉。又云：湿胜则濡泄，甚则水闭胕肿。又云：诸湿肿满，皆属脾土。按此数言，可概湿患矣。大抵脾属土而恶湿，肾属水而主湿。湿之因于外者，淫于肢体，则能令人为痹、为痛、为强直，此可以汗散，苍术、羌活之辛而气壮，为必用之药；因于内者，或积饮伤脾，留中为满、为泄、为泻，此可以淡渗，故五苓散为要剂。至于命门火衰，不能生脾，寒水反来侮土，譬如下地得阳，则干燥乃可生物，得阴则淤泞而不能生物。故脾恶湿而喜燥，欲治其本，须

---

① 不调：此2字原阙，据清刻本补。《证治准绳·疡医准绳》卷二作“短涩”。

② 项彦章：即项昕，字彦章。元代医家。

③ 并方：原脱，据目录补。

治下元生气，如仲景八味丸，益火以生土，此圣人良法，而世多不知也。

羌活胜湿汤 治中湿腰脊疼痛，项强，腰似折，项似拔。

羌活、独活、藁本、防风、苍术、川芎、甘草、蔓荆子各一钱。如身重加附子（制）、黄柏（炮），苍术加倍。水、姜煎服。

中和汤 治寒湿身重，腹满小便不利，如坐水中。

苍术（浸炒）、白术、陈皮、厚朴（姜汁炒）、干姜（炮）、赤茯苓各一钱，甘草五分。姜、灯心煎服。按：此方以苦温胜寒湿。

清湿汤 治夏秋湿热，腰背胯痛，身重怠惰，身如板夹，脚如沙坠。

黄柏（微炒）、苍术（浸炒）、羌活、防己、白术、陈皮白芍（酒炒）、栀子（炒）、川芎、泽泻、神曲（炒）、白茯苓、薏苡仁、甘草各八分。姜、枣水煎服。按：此方以苦寒胜湿热。

五苓散 治诸湿停水，小便不利，泄泻腹胀。

泽泻、白术、赤茯苓、猪苓各二两，桂一两。共为末，每服二钱，汤调下。本方除桂名四苓散，倍加茵陈名茵陈五苓散。

脚膝风湿疼痛及阴汗，烧白矾灰，投沸汤，淋洗患处。白术一两，酒三盏，煎一盏，顿服。臭梧桐树叶，为末糊丸，酒服。烧酒八两，闹杨花二分，重汤煮服。香樟草煎汤洗，去肿。曼陀罗煎汤洗。

受湿邪气郁结，黄疸，小便不利，山茵陈煎汤洗。

风湿相搏，手足裂痛，不可屈伸，或身微肿，羌活（制）、附子、白术、甘草各一钱。姜水煎服。

一切风湿流注疼痛，生熟地黄、马鞭草各八两，吴茱萸、白面各三两，骨碎补、干生姜各四两，鳖甲三斤，炙蒲黄三两。共末，米醋调如膏，温热摊贴痛处，以纸裹之，冷即温热贴，如此七次，须避风。流注初起，草乌、金银花等分，入罐煎汤，乘热熏。流注不收口，水胶镕化，加百草霜为末调匀①，摊布上贴。

治湿酒，五加皮、宣木瓜各三两，无灰酒六斤。同入磁瓶内，重汤煮数沸，冷一宿，空心饮六七杯，两瓶愈。

男女下部湿痒，蛇床子煎汤洗。玉茎湿痒，肥皂一个，烧灰存性，为末，香油调涂。

中湿，白芷梢、威灵仙、薄荷、桂枝各四钱。酒水和，煎服。

翻胃验案各方②

《白云集③》：于敬中母病反胃，每隔夜食饮，至明日中昃④皆出，他医试以暖胃药，不效。敬中请滑伯仁往视。脉在肌肉下，甚微弱。伯仁揆众医药与病近，何至不效？心歉然。适读东垣书而至气积寒之说，喜曰：其合于母之证欤。但于母大便不秘，再往视，专治下焦，散寒以茱萸、茴香为君，丁、桂、半夏为佐，服至三十剂，饮食晏然⑤而愈。

《兵部手集方⑥》疗反胃呕吐无常，粥饮不化，困倦无力，垂死者，以上党人参三两煎，顿服，愈。

---

① 匀：原脱，据明代胡正心、胡正言《万病验方》补。
② 验案各方：原脱，据目录补。
③ 白云集：明代唐桂芳撰。
④ 中昃：日中及日偏斜。泛指过午。
⑤ 晏然：安适。
⑥ 兵部手集方：唐代李绛撰。

方：哺过小鸡蛋壳，烧灰存性，为末，空心酒下二钱，三服安。甘蔗汁七升，姜汁一斤，和匀，分五服。黑驴尿一钟，服下有虫吐出，愈。大附子一个，重一两二钱，米泔水浸三宿，将附子钻眼四十九个，以白丁香四十九枚，放在附子眼内，用湿纸裹，加黄土泥半指厚，火烧红为度，待冷去土，出火毒，为末。每服一钱，空心桂皮汤下。如不愈，用葱、蜜捣烂，贴于脐上。陈柿饼为末，酒调服。陈皮、烂蚬壳（烧灰）为末，每米饮下方寸匙，并治失精。田螺烂壳亦好。硫黄五钱，研细，入水银二钱五分，同研无星，每服三钱，姜汁、酒同煎，热调，空心服，被盖出汗。

治清气下降，浊气上升，胃气不清而作翻者，苏梗、半夏、白茯、橘红、丹皮、薏仁（炒）各一钱，藿香、桔梗、白术各八分，澹竹茹二钱，沉香、柴胡各六分。加姜煎，食远服。

治气虚脾弱，食少痰多，虚火上炎而胃作翻者，山栀（炒黑）、藿香、白芍（炒）、白茯、丹皮各八分，半夏、橘红、神曲（炒）、人参各一钱，麦冬一钱半，芦根二钱，砂仁（炒研）六分。加煨姜煎，食后服。

治命门火衰，不能升腾蒸腐，致胃寒作翻者，半夏、白术（土炒）、神曲（炒）各一钱，干姜（炒黑）、砂仁（炒研）、熟附子、橘红、破故纸、白茯、木香、人参各①三钱，山药（炒）二钱，莲肉（去心）十枚②，甘草四分，加红枣煎，食前服。

治脾胃虚弱，不能运化而作翻者，厚朴（姜汁炒）、山楂、

---

① 各：原脱，据文义补。

② 十枚：原在“去心”前，依文例乙转。

石菖蒲、枳壳（炒）、木香、陈皮各八分，麦芽（炒）、神曲（炒）、半夏各一钱。加煨姜煎，食煎服。

膈气呕吐总论并方①

洁古老人曰：吐有三候，气、积、寒，从三焦论之。上焦吐者，从于气，其脉浮而洪，其症食已暴吐，渴欲饮水，大便结燥，气上冲胸中而痛，法当降气和中。中焦吐者，从于积，食与气相搏为积而痛，其脉浮而弦，其症先痛后吐，或先吐后痛，治法以小毒药去积，槟榔、木香和气。下焦吐者，从于寒，其脉沉而迟，其症朝食暮吐，暮食朝吐，小溲利，大便难，法当道其秘②，温其寒，以中焦药和之③。

按：洁古论极明悉。其上焦食已暴吐者，世谓呕吐；下焦朝食暮吐，暮食朝吐，世谓膈气反胃。王太仆云：食不得入，是有火也；食入反出，是无火也。每于食入食出之迟速，而分别气、积、寒，皆要法也。因于气者，乃忧恚所郁，胸中气结，食不得入。故张鸡峰谓为神思间病，治宜移其心虑，辅以顺气开结之剂，庶可望生。因于积者，乃久饥过饱，致伤脾胃，或涎积为痰，初则嗳腐作酸，或中脘作痛；久之旧积停结，新食难下，治宜量其强弱，导其积，化其涎，调其脾胃，使饮食渐入，兼顺气养血，无使再滞。因于寒者，谓空腹饮啖冷物，滞于脾中；或下元命门火衰，不能蒸腾腐熟，是为无火，治宜温暖下元，助发生气。得食入不出，便须兼以润剂。凡此三候，俱勿过用燥药，缘其食饮既少，津液不滋，故大便多闭结，甚

① 并方：原脱，据目录补。
② 道其秘：《医学纲目·呕吐膈气总论》作“通其闭塞”。道，疏导。
③ 吐有三候……以中焦药和之：语见《医学纲目·呕吐膈气总论》。

至如羊屎者难治。或见其如此，遂谓只宜生津养血，是未达标本之法也。盖因气、积、寒而食饮不入，因食饮不入而津液干燥，若止养血生津，则气何由顺？积何由行？寒何由散？且养血之药，虽得少润，而更加滞泥，病根不除，未为通论也。

十膈气散　专治十般膈气。冷膈、风膈、气膈、伏膈、热膈、悲膈、水膈、食膈、喜膈，皆病源也，并因忧惊冷热不调，又乖将息，更喜怒无时，贪嗜饮食，因而不化，积滞在膈上。肠鸣痰嗽，岁月渐深，心胸噎塞，渐至羸瘦，久若不除，必成恶疾。

人参、白术、官桂、枳壳、甘草（炙）、神曲（炒）、麦芽（炒）、广茂（炮）、陈皮（去白）、干姜（炮）、白茯苓、京三棱、诃黎勒（煨，去核）各一两，厚朴（姜制）、槟榔、木香各五钱。俱末，每盐汤点服一钱。如觉脾胃不和，腹胀，心胸满闷，用水一盏、姜七片、枣二、盐少许煎，去滓，空心热服。

药酒方　生荸荠四两，厚朴、陈皮、白豆蔻仁、白糖各一两，橘饼、米糖各四两，蜜糖二两，浆、烧酒各三斤。俱入坛，浸十日。每早、午、晚饮三次，尽量。

诸膈，槐树如柳斗大者，清明日将树根半边搜开，寻见树中心直根，用利刀砍断，以清油坛盛净水，约十斤，坛口凑上所砍树根，四围仍用土封如旧。至端午日，开看坛中水满，取出收好。病者每清晨服一小杯，三日全愈。一树可救百人。千叶木槿花树叶，煎大碗，缓缓送下，立时开关消痰进食。冬月用叶末四钱，米饮下，白花者佳。杵头糠①，蜜丸弹子大，时

① 杵头糠：原作“杵头糖”，《东医宝鉴·杂病篇》作“杵头糠，主噎食不下，咽喉塞。取细糠，蜜丸弹子大，含化咽之”，据改。

含津咽下。羚羊角烧灰为末，水调方寸匙服。芦根五两，水煎温服。

痰膈，青蒿烧灰为末，空心，黄酒下三钱。或吐或行，轻者一服，重者三服。

虫膈，靛花或汤或酒，每空心下二钱。

利膈散 治浊气上行，胸膈不宽。

苏梗、白术（土炒）各一钱半，香附（制）、白芍（炒）、白茯、陈皮、半夏（制）各一钱，柴胡七分，沉香（磨）五分[①]，木瓜、厚朴（姜汁炒）、通草各八分，甘草三分。加煨姜三片煎，食远服。

益气止呕汤 治脾胃虚弱，朝食暮吐，暮食朝吐。

丹皮、半夏、枣仁（炒研）、神曲（炒）各一钱，藿香、橘红、柴胡、远志、当归、白芍（炒）、白茯各八分，淡竹茹、人参各二钱，抚芎六分，山药（炒）一钱半。加煨姜、红枣煎，食前服。

降浊升清汤 治清阳下陷，浊阴上干，致脾胃虚弱，胸膈不宽。

苏子（炒研）、薄荷、柴胡、沉香（磨）、半夏、桔梗、山栀、白茯各八分，橘红、神曲（炒）、麦冬、人参各一钱，丹皮一钱半。加灯心煎，食服。

清膈丹 沉香五钱，琥珀、朱砂、血竭、乳香（去油）各三钱，郁金、半夏、橘红、延胡索（炒）各五钱，雄黄二钱，川贝母（去心）一两，阿胶（蛤粉炒成珠）四钱。俱末，每服三钱，人参薄荷汤下。

---

① 五分：原在"磨"前，依文例乙转。

宽膈健脾丸　噎症已愈，用此调理

白术（土炒）三两，山药（炒）、苏梗、橘红、杜仲（盐水炒断丝）、丹皮、麦冬、人参、远志肉、木瓜各二两，白茯、薏仁、黄芪（蜜炙）、白芍（炒）、沉香、枸杞、半夏各一两，甘草三钱，砂仁（略炒，去衣）、薄荷、柴胡、抚芎各六钱，石菖蒲八钱。俱末，神曲糊丸，空心，白汤下三钱。

治疟宜固卫气论并方[①]

疟病，因暑湿之时，腠[②]理正开，而为风凉所遏，欲泄不得，或泄而复感风暑之邪，留连于表里间，往来发作。久则荣卫之气不能通畅，并于阳分则发热，并于阴分则发寒。东垣论甚详。如晋地高燥，患此者少，缘人之腠理常闭，虽感风邪，解散后则不复作。自大河以南，地渐卑湿，人之肌腠常开，故多受风邪，与湿气怫郁而为病。治法当以壮中气、固卫气为主。每见发时饮啖生冷者，病或少愈，多致脾虚胃损，往往致甚。大抵内伤饮食者必恶食，外感风寒者不恶食。审系劳伤元气，虽有百症，但用补中益气，其病自愈。虽属外感，亦以壮气之药，佐以解散，其邪自退。若外邪既退，即宜实其表，此不截之截也。如邪去而不实表，或过用发表，亏损中气，皆致绵延难治。若耑主发表攻里，降火导痰，及用毒药劫之，是治未忘本矣。

凡截疟，以参、术各一两，生姜四两煨熟，煎服即止，或以大剂补中益气汤，加煨姜尤效。

---

① 并方：原脱，据目录补。

② 腠：原作“凑”，据文义改，下同。

交加散 治食疟。

肉豆蔻、草豆蔻各二个（一生一煨），甘草、厚朴各二钱（半生半熟），生姜二两（半生半煨）。水煎，发日五更服。

苍术柴胡汤 治疟不拘新久，寒热后先，垂危亦效。

柴胡八钱，苍术（炒）、槟榔各五分，川芎三分，草果（去皮）、半夏（姜制）、黄芩、青皮各一钱。水煎，临发前二三时服，忌茶水，必发过方可饮食。

《医验》云：岭南一商病疟，胸中痞闷，烦躁，昏不知人，愿得凉药，清利膈脘①。医人辨症，皆谓上热下寒。以生姜、附子作汤，令浸冷服，即日苏醒。自言胸膈清凉，得力凉药，不知实用附子也，或者见胸中痞，用利药下之，十无一生。然此法惟山岚瘴毒，下体虚冷者可用，不宜于暑疟、痰疟②。

伤食疟，何首乌一两，秦艽五分。酒煎，空心，临发前二服。

间日疟，赤何首乌一钱，厚朴六分，陈皮、苍术、柴胡各五分，制半夏四分③，干葛、泽泻、天花粉、大甘草各三分。水煎服。

诸疟，辰砂、阿魏各一两。研匀，糊丸皂子大，每空心参汤化下一丸。牛膝二两，水六碗，煮二碗。未发服半，临发服半。柴胡、知母各三钱，当归一钱五分。水煎，食远服。

久疟，干姜、高良姜各五分。水煎服。

灸法 不问男女，于大椎④中第一骨节尽处，先针后灸三

---

① 膈脘：《名医类案》卷三、《续医说》均作“上膈”。义胜。

② 岭南一商病疟……痰疟：语本《名医类案》卷三。

③ 分：原作“两”，据《集古良方》改。

④ 椎：原作“推”，据《重辑严氏济生方·诸疟门》改。

七壮，或灸第三骨节亦可。

寒多而身痛，柴胡、升麻、葛根、羌活、防风、桃仁、红花、猪苓等分。水煎，先一时热服。

截疟，金墨染黄豆，空心，井水，面东吞三粒，忌见阴人。频煮蟹食，饮酒数杯。何首乌八钱，陈皮三钱，青皮三钱，酒水各一钟，煎八分，露一宿。疾来日五更热服，忌见妇人。

霍乱症治论

霍乱一症，上吐下利，多繇醉饱，胃脾受伤，不能运化，加以风寒暑湿之气所感，阳不升，阴不降，乖隔而成。邪在上则吐，邪在下则泻，泻在中焦，吐泻并作。治之惟宜通达其气，更详所因调之。因于风者，必恶风有汗；因于寒者，必恶寒无汗；因于暑者，必身热，烦渴，气粗口燥；因于湿者，必四肢重着，骨节烦疼，此外因也。若元气不足，郁聚痰饮，痞隔满闷，随肠腹而作，此内因也。至于饱食纵饮，胃既膜胀，脾脏停凝，内郁而发，此又非内外因矣。其有上不得吐，下不得利，邪结腹中，疼痛至极者，名曰干霍乱。此症最险，须用姜盐饮，煎汤冷服，但得吐利即生矣。又有转筋入腹者，须用木瓜散，或四物汤加酒芩、红花、苍术、南星煎服；如转筋不住，男子以手挽其阴，女子以手牵其乳近两旁，此妙法也。甚至手足厥冷，则极危矣，急用艾灸脐中，投以附子理中之类，亦可回生。治法不一，惟临症时斟酌用之。

六和汤　治心脾不调，气不升降，霍乱转筋，呕吐泄泻，寒热交作，胸膈痞满，肢体浮肿，小便赤涩；阴阳不分，冒暑伏热，或成痢疾。

宿砂仁、半夏（炮七次）、杏仁（去皮尖）、人参、甘草（炙）各五分，赤茯苓、藿香叶、白扁豆（姜汁略炒）、木瓜各一钱，香薷、厚朴各一钱半。姜、枣煎服。

霍乱吐泻腹痛，高良姜五两（炙焦、锉细），酒一斤，煎服。桑叶，捣汁饮一盏；冬月用干者，煎浓汁服。艾叶一握，水三升，煮一升，顿服。稨豆①末，和醋服之，下气。六一散三钱，新汲井水调服（方见前）。

转筋吐泻，艾叶、木瓜各五分，盐二钱，水煎，待冷饮。捣生稨豆叶一握，以醋浸汁服。

霍乱，心腹胀痛，烦满短气，未得吐下，饮好醋三盏，老小羸者饮盏半。盐一两，生姜五钱，切，同炒变色，水煎温服；甚者加童便一盏。飞盐②，冷水饮妙。

霍乱，吐下后大渴，多饮则伤，用黄粱米五升，水一斗，煮三升，澄清稍稍饮，亦止泻痢。

霍乱，呕吐，虚烦不眠，人参一钱，甘草三分，淡竹茹、麦冬、半夏、粳米各二钱。加煨姜煎服。

呕　吐

乌梅丸　治胃腑发咳，咳而呕，呕甚则长虫③出。

乌梅三十个，细辛、附子（制）、桂枝、人参、黄柏各六钱，干姜一两，黄连一两半，当归、蜀椒各四钱。酒浸乌梅一宿，去核，蒸，与米饭捣如泥，和药末，蜜丸桐子大。每白汤下五十丸。

---

① 稨豆：即扁豆。

② 飞盐：指飘飞的雪。

③ 长虫：指蛔虫。

时气呕逆，不下食，半夏（汤洗七次）五钱[1]，生姜一两。水煎，分二次，随便温服。

琵琶叶，蜜炙，煎汤饮。

槟榔（煨）一个[2]，陈皮（炙）一分[3]。水煎服。

采嫩芦根，洗净，石臼捣，水煎汤，时时饮。

陈皮（去白）六钱，干姜（炒黑）三钱。水煎服。

论泄泻有标症真脏[4]症治

泄泻之症，有因于暑湿，因于饮食，因于寒冷者，大端皆脾胃受伤。盖脾恶湿，湿甚则不能分理水道，糟粕浑下矣。古云：湿多成五泻。诸书备有方论，然此皆标症，治以淡渗分理，如胃苓散之类，皆可奏功。惟脾土自亏，中气下陷，及命门火衰，不能生土，此为肾脾真脏之病。医者不识，概用分理之药，重耗真气，多致不起。惟宜温养下元，补命门之火以生土，助上升之气，成既济之道，用二神丸、五味子散，兼补中益气汤加木香、炮姜，最为良法。

《医验》云：黄子厚治一人泄泻不愈，偶读乾卦天行健注曰：天之气运转不息，故阁得地在中间，如人弄碗珠，只运动不住，故空中不坠，少息则坠矣。因悟其人之病，乃气不能举，为下脱也。如持水滴汲水，初以大指按上窍，则水满筒，放其窍则水下溜。乃豁然悟曰：吾可治此病矣，即以艾灸百会穴四十壮，泄泻即止。

---

① 五钱：原在“汤洗七次”前，依文例乙转。

② 一个：原在“煨”前，依文例乙转。

③ 一分：原在“炙”前，依文例乙转。

④ 脏：原漫漶不清，据目录补。

桂苓甘露饮 治饮水不消，呕吐泄利，流湿润燥，宣通气液①，水肿腹胀，泻不能止；兼治霍乱吐泻，下痢赤白②，烦渴，解③暑毒，利小水。

白茯苓（去皮）、白术、猪苓、甘草（炙）、泽泻各一两，桂（去粗皮）五钱，滑石二两（另研）。此即五苓、益元散合方。共末，或煎或水调三钱，任意或入蜜少许亦可。

胃苓散 即平胃散、五苓散合方。治泻必用此，随所因加减。若痢疾已去积毒，亦用此调理。如水泻者，单用五苓散，效；亦有去桂名四苓散，大约用桂则效捷，但须看寒热轻重消息之耳。

二神丸 治肾泄久不愈，脉沉细无力者，效。

破故纸（炒）四两，肉豆蔻（生）二两。共末，以大肥枣四十九枚，姜四两，切，同煮枣烂，去姜，取枣肉研膏，入药和丸桐子大。每盐汤下五十丸，或四苓汤下。

五味子散 每日五更初洞泻，服止泻药不效，名脾胃泻，宜服此方。按：肾司闭藏，今纵欲致虚，而肾失职，故有此病。

五味子二两，吴茱萸（细粒绿色者）五钱④。共炒香为末，每陈米饮下二钱。

四神丸 治脾胃虚弱，大便不实，饮食不思。

肉豆蔻、补骨脂、五味子、吴茱萸各四两。为末，用水一碗，煮姜片四两，红枣五十枚，去姜，取枣肉丸药末桐子大，每空心食前服五十丸。

---

① 宣通气液：原作“通宣无液”，据《医学启源》卷中改。
② 白：原脱，据《医学启源》卷中补。
③ 解：原脱，据《医学启源》卷中补。
④ 五钱：原在“细粒绿色者”前，依文例乙转。

东垣升阳除湿汤　治脾胃虚弱，不思饮食，肠鸣腹痛，泄泻无度，小便黄，四肢弱。

升麻、柴胡、防风、神曲、泽泻、猪苓各五钱，陈皮、甘草、麦蘖面各三钱，苍术一两。水煎，早饭后热服。如胃寒肠鸣，加益智仁、半夏各五分，姜、枣同煎，非肠鸣不得用之。

香豆健脾丸　和脾胃，进饮食，止泄泻、呕吐。

人参、苍术、泽泻、陈皮（去白）各一两，白茯苓、干山药各一两半，莲肉（炒）、木香（煨）、砂仁、白术（水浸）、藿香、厚朴（姜制）、猪苓、甘草（炙）、诃子肉　肉果（包煨）各五钱，白扁豆（炒）七钱。共末，蜜丸，每丸二钱，每空心清米饮服一丸。

芍药汤　治便血后重。经曰：溲而便脓血，知气行而血止也。行血则便自愈，调气则后重自除①。

芍药一钱，当归、黄连各五分，槟榔、木香、甘草（炙）各三分，桂四分，黄芩五分。水煎服。如痢不减，加大黄一钱半。

人参养荣汤　治脾肺俱虚，发热恶寒，肢体瘦倦，食少作泻诸症。又治久病虚黄，口干食少，咳而下痢，心惊悸，热而自汗等症。

白芍药一钱五分，人参、陈皮、黄芪（蜜炙）、桂心、当归、白术、甘草（炙）各一钱，熟地黄、五味子（炒）、茯苓各七分，远志五分。姜、枣水煎服。

水泻，猪苓、泽泻、白术、白茯苓各等分，水煎服。黄连、厚朴各三钱（姜汁拌炒），姜水煎服。车前子（炒焦）为末，

---

① 经曰……调气则后重自除：语本《素问病机气宜保命集》卷中。

米饮调一钱服。

脏腑泄泻不调，乳香、肉①豆蔻（面裹煨熟）各一两②。俱末，陈米粉糊丸桐子大，每空心米饮下五十丸。

泄泻，手足冷，不渴，腹痛，人参、白术、干姜、甘草等分。水煎，食前服。中寒重者加附子。

久病大肠滑泄，五倍子五两，为末，面糊丸桐子大，每服十五丸，米饮下，日三服。

一人脚膝常麻，饮食多即泄泻，此脾虚湿热下流也。用补中益气汤，加防己、黄柏而愈。

一人作泻，或便脓血后重，用温肺汤去五味子、细辛，加木香、黄连、当归。盖肺与大肠为表里，肺气闭塞，不能下降，温之、开之，俾下达也。此邪在下焦，因其势而利导之。

一妇有孕常泻，久泻属肾，用白术四两煮熟，甘草一两炙，山药三两，杜仲、松花俱炒，姜汁各七钱，米糊丸服愈。

治痢要法论并方③

仲景治痢，可下者十法，可温者五法。初得一二日间，必先下而次调之。下，禁用巴豆；涩，禁用粟壳。庸医每取快一时，误人多矣。古方中芍药汤最妙，屡用屡效。盖此症本因脏中寒热相激而然，故此方以芍药为君，而佐以当归调血，木香调气，连、芩之苦寒以泻其热，桂枝、甘草之甘温以调其寒，其妙全在寒热兼用。若初起日内加大黄，后重加槟榔。一服必效，乃去大黄、槟榔；再服必大减，次以香连丸、四苓散或胃

① 肉：原阙，据清刻本补。
② 各一两：原在“面裹煨熟”前，依文例乙转。
③ 并方：原脱，据目录补。

苓散，次第调之，数服断愈。世俗不解古人妙用，往往妄有增减，不失之热，则失之寒。不知治痢之法，不可偏用寒药，亦不可偏用热药也。如用前法不应，此非新感之疾，必脏腑中受伤，亦忌急用止涩，惟宜四苓散三四服，即用古方人参樗皮散三五服，神效。

旧云：先水泻，后脓血，为脾传肾贼邪，此说未必然。大叚泻[1]后则毒减，今反见脓血，乃伤之重也，故难愈。亦有阴络受伤，或脾虚不能摄血而患者，必须用六君子汤，加当归、芍药，看寒热所因，加木香、黄连、吴茱萸等调之。若先痢赤白而后水泻，为毒已尽，故易愈，亦非肾传脾也。

痢久不愈而后重者，此中气下陷，切忌再用槟榔、厚朴之剂，急用补中益气汤，加茯苓、木香、半夏，寒者加姜、桂，热者加茱萸、制黄连。大率痢泻之久，多属气虚脱，有脏真寒而假热者，不可拘湿热之说，过用寒凉，重损胃气也。

香连丸　治痢疾并水泻、暑泻甚效。

黄连（净）二十两，吴茱萸十两。将二味用热水拌和，入磁器内，置热汤顿一日，同炒，至黄连紫黄色，去茱，用连。为末，每服四两，入木香末一两，淡醋、米饮丸梧子大，每滚汤下三十丸。久痢中气下陷者，用补中益气汤下；中气虚者，用四君子汤下；中气虚寒者，加姜、桂。

人参樗皮散　治泻痢赤白及肠风下血，久不愈。

椿根白皮（略烘干）、人参各五钱，甘草（炙）、当归各一钱半。俱末，每空心温酒下二钱。

---

① 大叚泻：即大瘕泄，指痢疾。《难经·五十七难》曰：“大瘕泄者，里急后重，数至圊而不能便，茎中痛。”

芍药香连丸　治赤白痢，肚腹痛疼，里急后重。

当归（酒洗）、枳壳（麸炒）、槟榔、白芍药、黄连（照前制法）各二两，大黄三两，木香五钱。俱末，淡酒糊丸梧子大。初服清茶下，次服乌梅汤下，每服六十丸。

按：上丸兼芍药汤、香连丸二方，若初痢五日以内者用之，次用四苓散二三服，神效。

油当归四钱，枳壳、滑石各二钱，青皮、槟榔、黄连各一钱，木香、乌药各八分，黄芩三钱，甘草三分。红多加细茶二钱，白多加姜四片，水煎服。

五味子二两（生半熟半），黑枣（去皮核）十个[①]，明矾、乌梅（去核）各六钱。四味和捣如泥，丸桐子大，每空心下五十丸，十五岁二十丸，乳儿十丸。

黄连、条芩、白术各一钱（痢久俱酒炒，熟六生四配用，初起俱生用），当归、青皮、陈皮（去白）、桃仁（去皮尖，双仁以竹纸去油）各五分，槟榔六分，红花（酒洗）、南木香各三分，地榆（醋炒）四分。单白痢去地榆、红花，空心服，忌口。

大热毒纯血痢，黄连三两，水四碗，煎两碗。夜露星月下，平旦空腹顿服。黑木耳烧灰，每服二钱，冷水调服，无时。盐一两，湿纸裹火内烧透，研细，作三次粥饮调下。

痢色白物不消，煮米粥入炒面方寸匙，调服。

赤白痢，荠菜根叶烧灰为末，调服。腹痛，马齿苋、切，煮粥食。下部疼肿，乌梅三十个，打碎，水二升，煮一升，顿服。暴痢，用蒜捣烂，两足下贴之。五倍子为末，醋糊丸桐子

---

① 十个：原在“去皮核”前，依文例乙转。

大，赤痢甘草汤、白痢干姜汤下三十丸。鸡子醋煮熟，空心食。下痢不禁，垂死者，羊肝一具，去脂、筋膜，切作片，上掺白矾末，缓火炙熟，空心食。大黄四两、酒炒，陈槐花一升，乌梅四个、连核打碎。共末，每服三钱，白，滚烫下；红，淡茶下。山楂肉为末，红，蜜调食；白，砂糖调食；红白兼者，二糖和下，俱三钱。荸荠、红枣久浸火酒内，赤，食荠；白，食枣。白糖、白烧酒、鸡蛋白等分，煅热服。自死鳝鱼烧灰为末，酒调服，或以韭菜同炒食，俱妙。海蜇、白萝卜切丝醋炒，食数次愈，白痢加姜。

禁口痢，丁香五钱，莲肉一两，为末，陈米汤调下。

起死回生方 小儿脐带一条，微火炙干，点火于左右鼻中熏，片时即打鼻喷；少顷又一喷嚏，便苏。脐烟熏尽，即知索汤。将黄连、石连各五钱，粳米百粒，煎汤与服，效。

鹿角煅存性，为末，大人酒下三钱，小儿二钱。腊肉骨烧为末，酒下三钱。五谷虫①，洗净，焙干为末，米饮调下五分。

痢后气满不能食，赤小豆煮，同汁食。

患痢日久，津液枯竭，四肢浮肿，口干，冬瓜一枚，黄土泥厚五寸，煨烂熟，去土，绞汁服。

① 五谷虫：原作“五壳虫”，繁体“穀”“殼”形近而误，据文义改。

卷之四

靖江朱凤台慎人甫纂定　侄廷宛西域甫对读

论喘症不同

按喘症，古人分寒热二者，戴原礼主有痰有气急之说。夫喘本肺气不定，不待言急矣，且气之出入，即引动痰涎作声，是气为本而痰为标，若归之于痰则误矣。且其所论，皆属标症，至于久病见喘，乃属气虚有出无入之候，庸医概用攻痰利气之剂，使气随痰下，而殒者多矣。不知气不归元，及肺金虚败，皆能作喘，然非人参、五味子辈不能定。又有一种肺胀之喘，乃因久嗽，或汗下过度，耗散肺中津液，虚火炎上，必成肺痿、肺痈之症，须补土生金，滋肾水，制心火，如平肺散、六味丸之类。又一种患肿胀，人发喘，乃水气浸肺，或肾虚浊液泛上，惟有济生肾气丸可疗。然肿而至喘，治已迟矣，此症若见卧蚕青色而浮，便宜早治。二症皆真脏之病，属虚者多，毋概用戴氏法也。

《宝鉴[①]》论云：气盛而为喘者，非肺气盛也；喘为气有余者，亦非肺气有余也。气盛当认作气衰，有余当认作不足。故言盛者非肺气盛也，乃肺中之火有余也。故泻肺用苦寒之剂，非泻肺也，泻肺中之火，实补肺气也，用者不可不和。

---

① 宝鉴：即《卫生宝鉴》，元代罗天益撰。以下引文语本《卫生宝鉴》卷十二。

参术补中汤 止嗽定喘，和脾进食，补土生金制木之剂。凡久嗽脾肺受伤者，须用此方，或加山药、地黄以滋化源。

黄芪（炙）、白术各五分，人参、甘草（炙）、白茯苓各七分，桑白皮四分，五味子九粒（碎），地骨皮、麦门冬（去心）各三分，陈皮二分，青皮一分。水煎，早饭后温服。

肺燥喘热，大肠秘，无上症者，盐点常服润五脏。

杏仁一升（去皮尖、水研取汁半碗），生蜜四两，甘草一钱（为末）。俱入银石器中，慢火熬稀膏，磁器盛之，加少酥，每沸汤点一匙服。年高者加胡桃肉，蜜丸，食后嚼服。

胡桃肉（连皮）、人参等分。姜水煎，卧温服。

积年气痰嗽喘促，唾脓及血，萝卜子一合（捣碎），水煎，食后服。桃仁（去皮，炒）、人参、桑白皮（蜜炙，米泔浸，焙）、杏仁（去皮尖，炒）等分。每服四钱，姜、枣水煎，不拘时服。

热嗽喘，石膏二两，甘草五钱。俱末，姜汁、蜜调服三钱。归身、人参、松萝茶各等分。共末，空心汤下三分。

定喘丸 胡桃肉一两，细茶末五钱，入蜜少许，捣丸弹子大，不时噙化。老人气喘，真苏子、白芥子、萝卜子各等分。洗净，隔纸炒，捣碎，每用三钱，绢包入汤煮，当茶服，冬月加姜三片。

银杏定喘汤 治齁喘①寒热郁。

白果（去壳，打碎，炒黄色）二十一枚②，麻黄、款冬花、桑白皮、半夏（制）各三钱，苏子二钱，甘草一钱，杏仁（去

① 齁（hōu）喘：哮喘病。

② 二十一枚：原在“去壳，打碎，炒黄色”前，依文例乙转。

皮尖）、黄芩（微炒）各一钱半。水煎，不拘时，徐徐服。

呷呷[①]喉中作声，白前为末，每温酒调二钱服。

呴[②]嗄，蓖麻子去壳，炒熟，捡甜者吃，多服效。

论　水　喘

《医余[③]》云：有先因嗽而发喘，胁膈注闷，难于倒卧，气上逼者，宜早利水道，下气化痰；若不早治，必成水喘。但小便涩少，脚微肿，便是水症，宜济生肾气丸；若小便不涩，脚不肿，只作喘治。

喘胀标本论

王节斋[④]论喘与胀，二症相因，必皆小便不利，喘必生胀，胀必生喘。但要识得标本先后，先喘后胀，主于肺；先胀后喘，主于脾。经曰：肺朝百脉，通调水道，下输膀胱。是小便之行，由于肺气之降下而输化也。若肺受邪而上喘，则失降下之令，故小便渐短，以致水溢皮肤，而生肿胀。此喘为本而胀为标，治当清肺金为主，而行水次之。脾土恶湿，若脾土受伤，不能制水，则水湿妄行，浸渍肌肉，水既上溢，则邪反侵肺，气不得降而生喘。此胀为本而喘为标，治宜实脾行水为主，而清金次之[⑤]。

---

① 呷呷（xiágā 侠旮）：哮喘声。

② 呴（chōu 抽）：同"呴"。喉中发出的声音。

③ 医余：日本尾台逸撰。成书于日本文久二年（1862）。后收入《三三医书》《皇汉医学丛书》。

④ 王节斋：王，原作"玉"，形近而误。王节斋，即王纶，字汝言，号节斋，慈溪人，撰《本草集要》《明医杂著》。

⑤ 喘与胀……而清金次之：语本《明医杂著》卷三。

前论喘胀标本，属之肺脾，而不及肾，义有未尽。盖胀必作肿，而喘亦作肿，肿因于水，主水者肾也。按《内经》岐伯对曰：肾者至阴也，至阴者[1]盛水也。肺者太阴也，少阴者冬脉也。故其本在肾，其末在肺，皆积水也。帝曰：肾何以能聚水而生病？岐伯曰：肾者胃之关也，关门不利，故聚水而从其类也，上下溢于皮肤，故为胕肿。胕肿者，聚水而生病也[2]。是知喘、胀、肿三者，始终相因，属金水二脏之病，其云脾土恶湿者，即关门不利之谓也。火为土之母，其要在于益火之原，则土自旺。火之原者，右尺命门是也。故济生肾气丸治喘胀肿，最为要药。启玄子[3]曰：无阳则阴无以生，无阴则阳无以化。阴阳生化之原，两尺是也。俗医见胀满之形，多急于决去，是以重损生气而不能传化，肿益急矣。朱彦修[4]先生，惟以补气行湿为主，而起沉疴于万全。凡腰以上肿宜汗，腰以下肿宜利小便，此皆要法。

论胀满分寒热

《医谈》云：或问诸腹胀大，皆属于热。又云：寒胀多而热胀少。东垣多主乎寒言，丹溪则曰土败木贼，湿热相承为病，诸说不同，何也？余曰：肿胀外形虽同，而病源所致，有寒热新久虚实之异，随症处方，不可一定。假令外伤客寒，有余之邪自表传里，寒变为热，而作胃热腹满之症，仲景用承气汤是

---

① 者：原脱，据《素问·水热穴论》补。

② 肾者至阴……聚水而生病也：语出《素问·水热穴论》。

③ 启玄子：即王冰，自号启玄子，唐代医家。撰《黄帝内经素问注》二十四卷。

④ 朱彦修：即朱震亨，字彦修，金华（浙江义乌）人，金元四大家之一。世居丹溪，故又称丹溪翁或朱丹溪。

也。如膏梁[①]之人，嗜酒厚味，食已便卧，使湿热之气不得施行，致令中满，此是热胀，东垣以七味厚朴汤是也。愚意热胀则清热分消，寒胀则温脾行气。脾虚甚，宜用丹溪制肝补脾之法；小便涩，宜清肺利水道为要。经曰：无阴则不能化，芩、连之类，亦不可缺，医者不可执一而无权也。

加减济生肾气丸 治脾胃虚，腰重脚肿，小便不利，肚腹肿胀，四肢浮肿，或喘急痰盛，已成蛊症。

熟地黄四两，白茯苓三两，牛膝、肉桂、泽泻、山药、车前子、山茱萸、牡丹皮各一两，附子五钱。俱末，蜜同熟地膏丸桐子大，每空心白汤下八十丸。

白术木香散 治喘嗽肿满，欲变成水病，不能卧，不欲食，小便闷[②]。

白术、猪苓、泽泻、赤茯苓各七分，木香、陈皮各一钱半，槟榔一[③]分，官桂、滑石各四分。姜水煎，食前服。

三因当归散 治脾土不能制水，水气盈溢，渗透经络，发为水肿。

木香、赤茯苓、当归、桂、木通、赤芍药、牡丹皮、槟榔、陈皮、白术各五分。水煎服。

鸡屎醴方 治一切肚腹四肢发肿，不问水肿、气肿、湿肿，皆效。

干鸡屎一升，炒黄，以好酒三碗淬下，煮作一碗，绢滤去滓。令病人食前饮之，少顷，腹中气大转动，作鸣，从大便利下。候脚膝及脐上下皱起，渐渐消复；如利未尽，再服一剂。

---

① 梁：通“粱”，指精细的食物。后同。

② 闷：原作“闷”，形误，据《宣明论方》卷八改。

③ 一：原脱，据清刻本补。

以田螺二枚，滚酒绰熟食，即止。后以温粥调理如常。此方万鹿园都督得之莪眉僧人。按：此即《素问》治心腹满之方，因制法近理，故录之。

胀满气急，难卧，郁李仁一合（捣末），和面作饼食，即大便通利气和。若腹满，不能服药导之方①：独蒜煨熟，去皮，绵裹纳下部中，冷即易。并治大小便胀秘。

蛊胀，身干黑瘦，多渴烦闷，马鞭草曝末，忌火酒，水煮至味出，去滓，温服。此草六月中旬雷鸣时采。苦葫芦蒂，烧灰存性，酒调服三钱，腹即泻，泻去腹内黄水沫；净，用温米汤一盏补止；泻止后，连服补中益气汤八贴。戒盐百日，如不足百日，病即复发不治。

黄瓜一个，破作二片，不去子，醋煮半，水煮半，极烂，空心顿服，顷水下。冬瓜尽量吃，亦妙。

坐卧不得，头面身肿，蒴藋根刮去皮，捣汁一合，和酒一合，空心暖服，微吐。甜葶苈、川椒、雄黄、泽泻、芫花（醋浸，炒）、大戟、甘遂、赤茯苓、桑白皮、穿心巴戟各等分。水煎服，小便多为效。凡肿，手心无纹，面生痕黑点，脐凸出，肚现青筋，目轮干黑者，难治。其可治者：从脚肿起，其根在心，加葶苈；从阴肿起，其根在肾，加泽泻；从肠肿起，其根在肚，加川椒；从口唇肿起，根在小肠，加巴戟；从面肿起，根在骨，加甘遂；从顶肿起，根在膈，加茯苓。仍审虚实加减，忌食杂物②。

① 导之方：此3字原脱，据《证类本草》卷二十九补。
② 甜葶苈……忌食杂物：语见明代胡濙《卫生易简方》。

诸气症论治

《举痛论》云：百病生于气，怒则气上，喜则气缓，悲则气消，恐则气下，寒则气收①，炅则气泄，惊则气乱，劳则气耗，思则气结，九气不同也。俞氏《医说②》云：天地之气，万物之祖也。是故气化则物生，气变则物易，气盛则物壮，气弱则物衰，气正则物和，气乱则物病③，气绝则物死。是故先天而天弗违，后天而奉天时，在善养之而无暴尔。

大抵诸气成疾，有若同门失欢，惟和而已。若用峻剂攻之，则元气受伤，变症百出矣。周时中内伤七情，腹中有块，坚牢如杯，或上或下，小腹绞痛，气奔息急，七日不食，别无他症，此名奔气。古人虽有奔气汤，按周脉不对，只宜加减七气汤，大剂与服，至夜半稍定；明旦又进一服，气平如故。若不悟虚实，概投耗气破坚之剂，则元气愈伤，而气喘愈急矣。所谓差之毫厘，失以千里也④。

七气汤 治七情不足之气。

人参、茯苓、川芎、肉桂、当归、白芍药、白术各一钱，或云沉香代桂效。加姜、枣煎服。

枳桔二陈汤 治气症加减法在后。

枳壳（炒）、桔梗、茯苓、半夏、陈皮各一钱，甘草五分。姜水煎服。膈塞腹满，加紫苏、大腹皮、厚朴、香附子；气盛少食，加麦芽、砂仁、山楂；气结胸胁不利或咳嗽，加瓜蒌仁

---

① 收：原作“板”，据《素问·举痛论》改。

② 医说：原作“医谈”，据俞弁《续医说》书名改。

③ 病：原作“痛”，据《续医说》卷六改。

④ 周时中内伤七情……失以千里也：语本《续医说》卷六。

（炒）、桑白皮；冷气胃脘作痛，加玄胡索、木通；郁气胸膈作痛，加香附子（童便浸，炒）、抚芎、白芷；气盛久郁上下膈间，游走作痛，吞酸，刺心嘈杂，加细辛、栀子仁（炒黑色）；气病感寒作喘，加苏子、麻黄、杏仁。

分气饮　治心膈气滞作痛，噎塞，腹胀。

木通、羌活、陈皮、青皮、半夏、大腹皮、茯苓、芍药、桂心、紫苏、桑白皮各七分，甘草三分，木香一分。灯心、姜煎服。

气壅上，赤小豆和通草煮服。

心气虚损，猪腰（两个、细切）、人参、当归各五钱。水煮烂，以汁下腰子，药滓焙干为末，山药糊丸，任意服。

食积心气疼，槟榔、黑牵牛、皂角各一钱。共末，滚汤丸，葱汤下。如未泻，再服半剂。

心气痛，五灵脂（炒）五钱①，良姜（炒）二钱半②，玄胡索（炒）、大胡椒各三钱。共末，每服八分。如一服不止，用韭根一撮，煎汤下。陈香圆烧灰存性，好酒服二钱，即止。

胃气痛，灵丹、石灰（炒黄）各二分，烧酒送下。五灵脂、玄胡索、木香各一钱，酒调热服。大红枣一个，去核，以黑豆实之，用黑线裹缠，入油火内烧灰存性，研末，黄酒送下。乳香、丁香、麝香、木香、沉香、雄黄、朱砂等分，蜜丸如芥，白汤下二钱。孕妇切忌。

膀胱气腰痛、肾疼，橘核炒去壳，为末，酒调二钱服。

① 五钱：原在“炒”前，依文例乙转。
② 二钱半：原在“炒”前，依文例乙转。

治痰之本论附五饮方一

痰症，《内经》罕言之，惟云脾为涎，肾为唾。所谓痰者，涎唾之别名，治法须分标本虚实。若饮食厚味，脾胃湿热，涎液稠黏，宜清热而痰自化；若冷饮滞涎，宜温胃而涎自行。此虽为标为实，亦不可过利。故丹溪曰：治痰用利药过多，致脾气下虚，则痰反易生而多。《汤液本草》引《药性论》云：半夏能泄痰之标，不能泄痰之本，泄本者泄肾也。愚谓泄肾者，泄其邪也。泄字当作治字看。故仲景云：中虚有饮，用八味丸补肾逐水。洁古老人云：冷积多成唾，水胜也。《玉机微义》云：肾水虚弱，阴亏难降，使津液败浊而为痰。凡衰老及虚怯或久病者，悉脾虚不能运涎，肾虚不能纳气，皆为本为虚，惜俗医无知者。故治痰宜益脾土使健，运其津液，则不作涎；养肾水使化源澄静，则不作唾。更能薄滋味，少饮酒，则隧道清，何痰之有？若数用峻利之剂，取快一时，则脾土之生气日损，变生危症矣。

经云：肾主五液，化为五湿，自入为唾，入肝为泣，入心为汗，入脾为涎，入肺为涕。故津液者，灌溉五脏，周流一身，顺则各循轨道，逆则郁为涎饮，是以痰患皆因于气。若肾虚，气不归源，清浊不分，则水液泛行为痰；脾为饮食所伤，气不运化，则停滞为痰；肺为风寒外侵，气不升散，则凝郁为痰；恚怒忧思，则心肝之气不快，涎液不行，亦能为痰。良工善得其因，使诸经之气畅，则涎液周流，何痰之有？昧者乃亟用峻药，必欲去之，惑矣。

理中化痰丸 治脾胃虚寒，痰涎内停，呕吐少食，或大便不实，饮食难化，咳唾痰涎。此属中气虚弱，不能统涎归源也。

人参、白术（炒）、干姜、甘草（炙）、茯苓、半夏各等分。陈米糊丸桐子大，每滚汤下五十丸。

二陈汤 治诸痰症，以此为主。

半夏（汤泡）、陈皮（去白）、白茯苓各一钱，甘草（炙）五分。姜水煎服。

按：痰者①，脾之涎液，前方四味，皆脾经之药，如无他症，只以本方加白术一钱、枳实三分，尤能奏功。如中气虚而不运者，加人参五分，即六君子汤加减法也。

四七汤 治喜怒忧思悲恐惊之气结成痰涎，状如破絮，或如梅核在咽喉间，咯不出，咽不下，此七情所为也，并治中脘痞满，气不舒快及痰饮呕逆、恶心。

半夏（汤泡七次）、茯苓各三钱，紫苏、厚朴（姜制）各二钱。姜、枣水煎服。

食积寒痰作痛，烧酒浸糖铊，重汤煮化服。

化痰丸 丝瓜烧存性，为末，枣肉丸弹子大，每好酒嚼下一丸。

痰厥，巴豆一粒，去壳，将纸取油作撚，男左女右，撚入鼻内，待打喷嚏即醒。白矾末二钱，放口内，后以滚汤灌下。

唾如胶漆稠黏，咽喉不利，覆旋花水煎，时时服。

胸中痰瘀癖气，白矾一两，水二碗，煮一碗，入蜜一合，更煮少时，温顿服。顷即吐，如未吐，饮热汤催。

痰饮吐水无时，赤石脂一斤，捣筛为末，每服方寸匙，酒下。加至三匙，服一斤尽愈。

痰饮流注疼痛，大半夏二两，汤浸洗过，为末，风化朴硝

① 者：原漫漶不清，疑为“者”字。

一两，姜汁糊丸桐子大，姜汤下，每服五丸。痛在上临卧服，痛在下空心服。中腕停痰，臂痛难举，照上方加茯苓一两，减朴硝七钱。

中脘气滞，胸膈烦满，痰饮不利，头目不清，生南星（去皮）、半夏（汤泡七次）各五两，以姜汁和软，摊在筛中，楮叶盖之，令发黄色，晒干听用。香附子一两（炒，去毛），以做成曲二两，共为末，糊丸桐子大，每服四十丸，食后姜汤下。

海藏五饮汤　一留饮心下，二癖饮胁下，三痰饮胃中，四溢饮膈上，五流饮肠间，凡此五饮，酒后伤寒，饮冷过多，故有此疾。

人参、陈皮、枳实、白术、茯苓、厚朴、半夏、泽泻、猪苓、前胡、桂心、芍药、旋覆花、甘草各四分，姜十片。水煎，不拘时温服。因酒停饮，加葛根、砂仁，忌油腻生冷。

痰着而不出，是无力也。痰黑出于肾，中气寒，胃水泛上也。

两尺无脉，是浊阴在上，痰凝气闭，肺不下降，金不能生水，而成痰厥。经云：上部有脉，下部无脉，其人当吐①。盖浊痰涌出，上焦空虚，肺气下降于肾，少阳上升于颠，吐中便有生发之意。

一富翁满口痰珠，至舌尖则成大疱，来至②绵绵不绝。察其脉症，知其大热在胃，大寒在肺。先用参附汤一剂，保定肺气，少顷以辰砂六一散泻其胃火而愈。

一人痰出盈盈不止，脉豁大无力，此内伤不足之症，脾虚

① 上部有脉……其人当吐：语出《难经·十三难》。
② 至：原脱，据《医家秘奥》补。

不能统痰。用人参、附子各五钱，干姜、荜拨、枳壳、槟榔各八分，二剂而愈①。

痞

清阳下降，则水火不交而成痞，心肺皆为邪火所迫，渐至血枯。经云：地气上为云，天气下为雨，人身阳气升腾，则气降而为血。故补肾以滋阴，不若补脾而升阳也②。

木香化滞汤　治因忧郁气结于中，脘腹中微痛，心下痞满，不思饮食。

当归梢、枳实（炒）各四钱，陈皮、干姜、木香、柴胡各六分，草豆蔻、甘草（炙）各一钱，红花少许，半夏一钱半。姜煎，食远服。

加减益气汤（即补中益气加减方，见劳伤）　治内伤元气痞满。

脉缓有痰而痞，加半夏、黄连；脉弦，四肢乏力，便难而心下痞，加黄连、柴胡、甘草；大便秘燥，加黄连、桃仁，少加大黄、当归；心下痞，劳闷，加白芍药、黄连；腹胀，加白芍、砂仁、五味子，如天寒少加干姜；中寒，加附子、黄连；呕逆，加陈皮、黄连、姜。冬月，加黄连，少加丁香、藿香；能食，加枳实、桔梗、黄连；不能食者，但依本方；食已心下痞，则服橘皮枳实丸③。

消痞丸　治一切心下痞及年久不愈者。

黄连（土炒）八钱，黄芩（土炒）六钱，枳实（麸炒）五

---

① 一富翁满口痰珠……二剂而愈：语见《医家秘奥》。

② 清阳下降……补脾而升阳也：语见《医家秘奥》。

③ 脉缓有痰……橘皮枳实丸：语见《万病回春》卷三。

钱，半夏（炮）、陈皮、厚朴（姜制）、人参各四钱，白术（土炒）二两，猪苓二钱五分，泽泻三钱，姜黄一两，干姜、神曲、砂仁、甘草（炙）各二钱。俱末，蒸饼丸桐子大，每空心白汤下五十丸至百丸。

三消大要论

消渴之疾，上消者肺也，多饮水而少食，大便如常，小便清利，治宜白虎汤加人参。中消者胃也，渴而能食，小便赤黄，热能消谷也，治宜调胃承气汤之类。下消者肾也，初发而淋下如膏油之状，病久则面色黧黑，形瘦而耳焦，小便浊，治宜六味地黄丸加五味或玄菟丹。一云：末传能食者，必发脑疽、背疮；不能食者，必传中满腹胀。洁古老人分而治之，能食而渴者，白虎加人参汤；不能食而渴者，钱氏七味白术散，倍加葛根。上中既平，不复传下消矣。此前贤大法也。

消渴证候，人皆知其心火上炎，肾水下泄，小便愈多，津液愈涸，饮食滋味，皆从小便消焉，是水火不交济之故。孰知脾土不能制肾水，而心肾二者皆取气于胃乎？治法当服真料参苓白术散，可养脾以生津液。三消皆禁半夏，宜天花粉。

渴服八味丸议

仲景云：男子消渴，饮一斗，小便亦得一斗，宜服八味肾气丸。或曰：渴而多溲，是溲多则愈渴也，肾气丸利便，乌能止渴？答曰：肾者胃之关，夫多饮而溲，是肾气不固也，真水不升也，故宜此药。大法云：消渴当益火之源，使溺有节；壮水之主，使不思饮。故宜八味丸，须去附子，加五味子，乃善其说，见《本事方》取喻甚详。

《泊[1]宅编》云：朝奉郎黄沔久病渴，极疲瘁，劝服八味丸，不信，后累医不痊。谩[2]服数两遂安[3]。仲景之法旨哉。

清润汤 治津液不足，火热作渴等症。

生地、天花粉（人乳拌七次，晒干）各一钱，麦门冬一钱半，当归五分，知母、甘草（炙）各七分，天门冬三分，淡竹叶廿片。食远服。精神不足加人参五分、五味子五粒（碎），胃虚而热加石斛二钱，因酒而渴加葛根七分，大便实加薄荷五分、生蜜一匙。

降心汤 治心火上炎，肾水不足，烦渴引饮。

远志（甘草水煮，去心，姜汁拌炒）、当归身、熟地黄、白茯苓、黄芪（蜜炙）、五味子、甘草各九分，天花粉一钱八分。枣煎服。

玄兔丸 治三消渴，常服；止遗精、白浊，延年。

菟丝子（酒浸蒸，为饼，焙干）十两，白茯苓、莲肉各三两，五味子一两。俱末，另研干山药末六两，酒煮糊丸梧子大，每空心米饮下五十丸。

心肺燥热，作渴便秘，九月九日熟瓜蒌一枚，穰粉慢火焙干为末，临卧沸汤点服二钱，效。水萍（晒干）、瓜蒌等分，俱末，人乳丸桐子大，每服四十丸。瓜蒌根大尺围者，生绞汁服或煮汤服。

多饮生牛乳，渴即再饮。

淘米浓泔，澄清，待酸饮。

消渴，日久下元虚损，牛膝五两，生地汁五升，昼曝夜浸，

---

① 泊：原漫漶不清，据《医说》卷五补。

② 谩：瞒哄。

③ 朝奉郎黄沔……数两遂安：语本《医说》卷五。

汁尽为度，蜜丸桐子大，每空心酒下三十丸。

或先渴后发疮，或病痈疽后渴，黄芪（蜜炙）二钱，甘草（炙）五分。水煎常服。

腰　痛

腰痛之脉，必沉而弦。沉微气滞，弦损肾元；或浮而紧，风寒所缠；湿伤濡细，实闪挫然；涩为瘀血，滑痰火煎；或引背痛，沉滑易痓。

大抵腰痛新久总属肾虚。新宜疏外邪，清湿热；久则补肾与气血[1]。

补阴汤　治肾虚腰痛。

白术、故纸、牛膝、杜仲（俱酒炒）、生地、熟地、陈皮、茯苓、当归、茴香（盐酒炒）各一钱，知母、黄柏（俱酒炒）各七分，人参五分，甘草（炙）三分。枣煎服。痛甚者加乳香、砂仁、沉香，去芍药、生地、陈皮。如常服须蜜丸桐子大，空心米汤下五十丸。

青娥丸　杜仲、破故纸（俱酒炒）、大茴各一两，熟地黄二两，胡桃肉四两（去皮，纸包，槌去油），蜜丸梧子大，空心酒下五十丸。

人参、白术、当归各三分，用犍猪[2]左腰子，不下水，竹刀剖开，去皮膜，入前药，外用粗纸包紧湿透，炭火煨熟，食七个。

六味丸加鹿茸、当归、木瓜、续断，仍作丸服。

---

① 腰痛之脉……补肾与气血：语见《万病回春》卷五。

② 犍猪：阉过的公猪。

沙苑蒺藜，炒黄色，滚烫泡服。

日轻夜重者，瘀血也，当归活血汤。

当归、芍药、抚芎、桃仁（去皮尖）各一钱，红花、木香、沉香、茴香、乳香、牛膝各五分，香附、枳壳（去穰）、干姜（炒黑）、甘草各三分。姜水煎服。

调荣活络汤 治失力腰闪，或跌仆瘀血凝滞及大便不通而腰痛。

当归、桃仁、大黄、牛膝各二钱，川芎、赤芍、红花、生地、羌活各一钱，桂枝三分。水煎服。

遇阴雨久坐而发者，是湿也，渗湿汤。

陈皮、泽泻、猪苓各一钱，破故纸、杜仲、茴香、木香[①]、乳香、香附、砂仁各七分，白术、茯苓、苍术（米泔[②]制）各一钱半。姜、灯心煎服。

腰背重注走串痛者，是痰也，二陈汤。

陈皮（去白）、半夏（姜制）、白茯苓、甘草各八分，木香、茴香、乳香、砂仁、玄胡索、苍术、杜仲（酒炒）、羌活、当归、酒芩各五分。姜水煎服。

一人跌腰痛，用定痛等药不愈，气血日衰，面耳黧[③]色。因思腰为肾府，虽曰闪伤，实肾经虚弱所致。用杜仲、补骨脂、五味、山茱、苁蓉、山药，空心服。又以六君、当归、白术、神曲各二钱，食远服，不月而瘥[④]。

---

① 香：原阙，据《万病回春》卷五补。
② 米泔：原漫漶不清，据《万病回春》卷二改。
③ 黧：原作“黎”，据《万病回春》卷五改。
④ 一人跌腰痛……不月而瘥：语本《万病回春》卷五。

胁　　痛

两胁疼痛，脉必双弦；紧细弦者，多怒气偏；沉涩而急，痰瘀之愆①。

左胁痛者，肝经受邪也②。肝积属血，或怒所伤，或跌仆闪挫，宜疏肝饮。

柴胡、当归各一钱半，桃仁（研烂）、枳壳（麸炒）、青皮各一钱，川芎、白芍各七分，红花五分，黄连（吴茱萸煎汁炒）二钱。水煎，食远服。

枳实、川芎各五钱，粉草（炙）二钱半。俱末，每酒调服二钱。

右胁痛者，肝邪入肺也，或至胀满不食，宜推气散。

片姜黄、枳壳各一钱，桂心二分，甘草（炙）五分，或加陈皮、半夏各一钱。姜水煎，食远服。

左右胁俱痛者，肝火盛而木气实也，宜柴胡芎归汤。

香附、当归、龙胆草、木香（另研）、砂仁、甘草各五分，柴胡、川芎、青皮、白芍、枳壳（麸炒）各一钱五分。姜水煎，不时服。

当归龙荟丸　治肝经症胁下作痛，或有积块；或下疳便痈，小便淋涩；或瘀血凝滞，小腹作痛。

当归（酒洗）、龙胆草（酒拌炒）、栀子仁（炒）、黄连、青皮、黄芩各一两，青黛、大黄（酒拌炒）、芦荟、柴胡各五钱，木香二钱五分，麝香五分（另研）。俱末，炒神曲糊丸梧子

---

① 愆：过，罪过。

② 两胁疼痛……肝经受邪也：语见《万病回春》卷五。

大，每姜汤下三十丸。

凡内伤胁痛不止者，生香油一盏，生蜜一杯，和匀服，二次愈。

一人病左胁痛，后传之右，当不起。肝有七叶，左三右四，其治在左，其脏在右，痛传于①右，邪入脏矣，后果死②。

腹　痛

小腹痛，肾肝之部，虚寒阴胜也。大腹痛，脾胃之部，食气停痰也。脐右为肺，左为肝，上为心，下为肾，中为脾。皆中气不足，阳气不通所致。

凡中气实则空，空则上通下达；中气虚则实，实则痰凝气滞。

阳脉涩，阴脉弦，当腹中急痛。尺为阴，寸为阳，阴脉弦，水挟木势而侮土；阳脉涩，阴寒格阳，气分有伏火。

建中汤　治腹寒痛，火郁于上，水盛于下，故急痛。芍药和中，肉桂退寒水，除阴脉弦；姜、枣辛甘，行湿气，除阳脉涩。

胶饴、桂枝、白芍各一钱半，甘草五分。姜、枣煎服。

黄芩芍药汤　治腹热痛。

黄芩三钱，白芍、甘草各一钱。煎服。

阴症腹痛甚，艾灸虎口三壮，再灸手背中指后三壮，即愈。男左女右。

---

① 四……传于：此12字原阙，据清刻本补。
② 死：原阙，据清刻本补。

心脾痛治法不同论

真心不受病，俗云心痛者[1]，或胃脘，或包络痛，或脾痛也。此三处痛而概谓心痛，则病名误矣，庸医概以一法治之，所用者轻则蓬术、丁香、姜、桂，重则巴豆、牵牛、大黄之类。若果系寒积在胃脘者，幸而或中；若包络中气滞血停，用此已非所宜，至于忧思悲忿，致伤心脾之血者，岂能当其峻攻之剂乎？如果寒冷伤胃，以养胃汤加姜、桂温之；如果食积停滞，以枳实丸行之；如忧思郁结，耗损脾血，包络伤痛者，切忌误用前药，惟宜归脾汤加炒山栀、柴胡，或参归妙香散。故《元戎[2]》建中例云：心腹痛甚者，加远志，正此义也。若包络气滞者，七气汤；血气刺痛者，失笑散。分别治之，庶无误矣。

失笑散　治心气痛不可忍及小肠气痛。

蒲黄、五灵脂（酒研，淘净砂土）各[3]等分，先以醋调二钱，煎成膏，入水一盏煎，食前服。

仙方一服饮　昔人心脾痛数年，诸药无效，后梦神授此方，一服而愈。

高良姜（略炒）、香附子（酒醋拌炒）各等分。必须各另研末，然后拌匀，每服二钱，陈米饮，空心服。

妙香散　治心气不足，怔忡不宁，心脾伤痛。

人参、远志、山药、木香、黄芪（蜜炙）、白茯神、桔梗、甘草（炙）、辰砂（另研、飞）各等分，麝香少许。一方加当归。俱末，每枣汤调下二钱。

---

① 痛者：原漫漶不清，据清刻本改。
② 元戎：指《医垒元戎》，元代王好古撰。
③ 酒研……各：此7字原漫漶不清，据清刻本改。

加味归脾汤　治心脾劳伤，见诸血症，用此收功。即归脾汤（方见劳伤）加山栀子（炒）一钱、牡丹皮七分。姜、枣煎服。

枳实丸　去食积胃脘痛、腹胀。

木香、巴豆（去油）各一钱半，大黄、枳实各五钱，槟榔三钱，砂仁二钱。共末，神曲糊丸绿豆大。冷积，姜汤下；热积，滚烫下。行一二次，以米汤补。

心痛，陈皮、香附、良姜、石菖蒲、吴茱萸、广木香各等分。俱末，米饮丸桐子大，早晚酒下一钱。延胡索为末，酒调二钱服。当归为末，酒服。白熟艾一①升，水三升，煮一升，顿服。若有虫，当吐出。若口吐清水，良姜切如骰子块，含口咽津②。

心下坚硬如碗，不时疼痛，枳实七枚，苍术、白术各三两。共末，水一斗，煮三升。分三服。若腹中软，遂熨之。

诸般疼痛，延胡索、草果、乳香、没药、五灵脂。俱末，酒调每服二钱。

咳　逆③

气逆上冲作声，俗谓呃逆④是也。或三五声而止，或⑤七八声而止，或连续不绝，收气不回。然所得之由不同，或因久病胃虚，或因伤寒失下，或因痰热内郁，火气冲上，或因过服寒

① 一：原阙，据清刻本补。

② 含口咽津：《卫生易简方》作“含之，咽津即差”。

③ 咳逆：本义指咳嗽气上逆，明末以后多指呃逆。本节所论包括咳嗽气上逆与呃逆两种情况。

④ 呃逆：原阙，据清刻本补。

⑤ 或：原脱，据《古今医鉴》卷五补。

剂以致胃寒，或因水气停痰，心下痞悸。治法以降气化痰和胃为主，随所感而用药。若病久脾胃衰败而发咳逆，额上出汗，连声不绝，不治之症也①。

《宝鉴》加减泻白散　治咳而口干烦热，胸膈不利，气喘促。

桑白皮一钱半，地骨皮、知母、陈皮、桔梗各六分，青皮、细黄芩、甘草（炙）各四分。水煎，食后温服。

桔梗汤　治心脏发咳，咳而喉中如梗状，甚则咽肿喉痹。

桔梗三钱，甘草六钱。水煎服②。

芍药甘草汤　治小肠腑发③咳，咳而失气。

芍药、甘草（炙）各四钱。水煎服。

升麻汤　治脾脏发咳，咳④而右胁下痛引肩背，甚则不可动。

升麻、白芍药、甘草各二钱，葛根三钱。水煎服。

乌梅丸　治胃腑发咳，咳而呕，呕甚则长虫出。

乌梅三十个，细辛、附子、桂枝、人参、黄柏各六钱，干姜一两，黄连一两半，当归、蜀椒各四钱。酒浸乌梅一宿，去核蒸之，与米饮捣融，和药末，蜜丸梧子大，每白汤下三十丸。

麻黄汤　治肺脏发咳，咳而喘息有声，甚则唾血。

麻黄三钱，桂枝二钱，甘草一钱，杏仁二十粒。水煎服。

赤禹汤　治大肠腑发咳，咳而遗溺。

赤石脂、禹余粮各二两，并打碎。水煎服。

---

① 气逆上冲作声……不治之症也：语见《古今医鉴》卷五。

② 煎服：原阙，据清刻本补。

③ 肠腑发：原阙，据清刻本补。

④ 咳，咳：此2字原阙，据清刻本补。

麻黄细辛汤　治肾脏发咳，咳则腰背相引而痛，甚则咳涎。

麻黄、细辛、附子各一①钱。水煎服。

茯甘汤　治膀胱腑发咳，咳而遗溺。

茯苓二钱，桂枝一钱半，生②姜五大片，甘草（炙）一钱。水煎服。

吐利后，胃虚膈实而呃逆，陈皮（去白）二钱，人参、甘草各一钱，竹茹小块。姜、枣水煎，温服。

卒客忤停，口不能言，细辛、桂心等分，讷口中。二陈汤加柿蒂、丁香各二钱，竹茹半杯，水煎热服。姜汁砂糖调匀，重汤蒸服。

治哕欲死，半夏、生姜各一两，水煎，作二服。轻者以虚诳之事诬之，或以纸撚搐鼻即止。柿蒂七枚，水煎服。挫喉气闭，冷水灌数口。

发　热

经曰：脉大无力为阳虚，脉③数无力为阴虚，无力为虚，有力曰实。发热者，怫怫然发于皮肤之间，则成热也。与潮热、寒热若同而异。潮热者，有时而热，不失其时；寒热者，寒已而热继；至于发热，则无时而发也。血虚有汗潮热者，因积劳虚损，四肢倦怠，肌肉消瘦而少颜色，汲汲然气短，饮食无味。

人参养荣汤　人参、当归、陈皮、白术、桂心、黄芪（蜜炙）、甘草（炙）各一钱，熟地黄（酒煮）、茯苓、五味子各七

---

① 各一：原阙，据清刻本补。

② 生：原阙，据清刻本补。

③ 虚，脉：此2字原阙，据清刻本补。

分半，白芍（酒炒）二钱，远志（去心，炒）五分。姜、枣煎，食远服。

血虚无汗，潮热者，茯苓补心汤。

当归、川芎、白芍（酒炒）、熟地、半夏（姜制）、白茯苓、桔梗、枳壳（麸炒）、前胡、陈皮各一钱，干葛、紫苏各七分，人参、木香各五①分，甘②草三分。姜、枣煎服。

气虚有汗潮热者，补中③益气汤（方见劳伤）。

气虚无汗潮热者，人参清④肌散。

人参、白术、茯苓⑤、当归、赤芍、柴胡、半夏、葛粉、甘草等分。姜、枣煎服。

伤寒发热，是外之寒邪伤卫。九味羌活汤（方见伤寒）。

伤暑发热，是外之热邪伤荣。清暑益气汤（方见中暑）。

内伤发热，是阳气自伤，属脾肺。补中益气汤。

阴虚发热，是阴血自伤，属心肾。滋阴降火汤（方俱见劳伤）。

夜静昼热，此热在气分。小柴胡汤加栀子、黄连、知母、地骨皮。

昼静夜热，此热在血分。四物汤加知母、黄柏、黄⑥连、栀子、牡丹皮、柴⑦胡。

---

① 五：原阙，据清刻本补。
② 甘：原阙，据清刻本补。
③ 中：原阙，据清刻本补
④ 参清：原阙，据清刻本补。
⑤ 苓：原阙，据清刻本补。
⑥ 母……黄：此4字原阙，据清刻本补。
⑦ 柴：原阙，据清刻本补。

昼夜俱热，此热在血气之分①。四物汤合小柴胡汤加黄②连、栀子。

子午潮热，加减逍遥散加黄③芩、黄连、麦门冬、地骨皮、秦艽、木通、车前子，灯心煎服。

一切发热憎④寒，邪在半表半里。柴苓⑤汤，即小柴胡汤合五苓散。

泻⑥青丸　治肝经风热。

当归、龙胆草、川芎、山栀、大黄、羌活、防风各等分。去大黄名抑青丸。俱末，蜜丸芡实大。每服三丸，竹叶汤下。小儿每服一丸。

柴胡清肝散　治肝胆三焦风热怒火之症，或鬓疽，或项胸作痛，疮毒⑦。

柴胡、山栀（炒）各一⑧钱五分，黄芩（炒）、人参、川芎各一钱，连翘、甘草各五钱，桔梗⑨八分。水煎服。

九味龙胆泻肝汤　治肝经⑩实热，或囊痈下疳，小便涩滞，或阴囊作痛；或因饮⑪酒过度，湿热下注，前阴臊臭。

---

① 血气之分：原阙，据清刻本补。
② 汤加黄：原阙，据清刻本补。
③ 黄：原阙，据清刻本补。
④ 憎：原作“增”，据《万病回春》卷三改。
⑤ 苓：原作“芩”，据《万病回春》卷三改。
⑥ 泻：原阙，据清刻本补。
⑦ 疮毒：《薛氏医案》作“或疮毒发热”。义胜。
⑧ 一：原阙，据清刻本补。
⑨ 桔梗：原漫漶不清，据清刻本改。
⑩ 泻肝……肝经：此6字原阙或漫漶不清，据清刻本补。
⑪ 囊作……因饮：此6字原阙或漫漶不清，据清刻本补。

龙胆草（酒炒）、车前子（炒）、木通[1]、当归尾、泽泻各五分，甘草、黄芩（炒）、生地[2]、山栀各三分。水煎，食前服。

栀子清肝散 治三焦及足少阳经风热，耳内作痒生疮，或出水疼痛；或胸乳间作痛，寒热往来。

柴胡、栀子（炒）、牡丹皮各一钱，茯苓、川芎、芍药、当归、牛蒡子（炒）各七分，甘草三分。水煎服。若太阳头痛加羌活。

清[3]胃散 治胃经湿热，牙齿或牙根肿痛，或牵引头脑[4]，或面发热。

当[5]归身（酒拌）一钱，黄连、生地黄（酒拌）、升麻各二钱，牡丹皮一钱五分。水煎服。加味清胃散加犀角、连翘、甘草。

泻白散 治肺热。

桑白皮、地骨皮各一两[6]，甘草五钱。俱末，汤调服。或加桔梗二钱，知母七分，麦门冬、黄芩各[7]五分。

凉膈散 治上焦积热，烦渴[8]，面赤，头昏，咽燥喉痛，口疮；并治便溺赤涩[9]。

大黄、朴硝、甘草各四分[10]，连翘五分，栀子[11]、黄芩、薄

① 酒炒……木通：此8字原阙，据清刻本补。
② 黄芩……生地：此5字原阙，据清刻本补。
③ 清：原漫漶不清，据清刻本补。
④ 脑：原阙，据清刻本补。
⑤ 当：原阙，据清刻本补。
⑥ 两：原阙，据清刻本补。
⑦ 二钱……黄芩各：此12字原阙或漫漶不清，据清刻本补。
⑧ 积……渴：此4字原阙，据清刻本补。
⑨ 便溺赤涩：此4字原阙或漫漶不清，据清刻本补。
⑩ 朴硝……四分：此7字原阙，据清刻本补。
⑪ 五……栀子：此4字原阙，据清刻本补。

荷各二[①]分，加竹叶五[②]片、蜜一钱，煎服。

防风当归饮 治肝心风热壅滞，头眩面赤；或热在半表半里，口干耳鸣，咽嗌不利，肠胃燥涩，小便淋浊[③]；或皮肤瘙痒，口眼㖞斜。并治内热消谷，脾胃有余之火。

防风、当归、白芍药、柴胡、黄芩、人参、甘草、大黄各七分，滑石六分。加姜三片，煎服。

火郁[④]汤 治四肢热，五心烦热，因热伏土中，或血虚得[⑤]之，或[⑥]胃虚多食冷物，抑遏阳气于土中。

羌活、升麻、葛根、芍药、柴胡、人参各七分，防风五分，甘草三分。葱白、姜煎服。此方因风寒郁遏肌表而发热者，其实[⑦]解表之剂，血虚发热者忌用。童便，去头尾者半茶盏[⑧]，或食前、食[⑨]远，每日二次。降火滋阴最速。忌用黄色[⑩]童便。

治阴虚火燥方[⑪] 生地、熟地、天冬、麦冬[⑫]各等分。煎[⑬]服，加人参蜜丸服亦可。

清心莲子饮 治热在气分，口干作渴，小便白浊，夜安昼热，及口舌生疮，咽干烦躁作渴，小便赤淋。

---

① 各二：原阙，据清刻本补。
② 竹叶五：原阙或漫漶不清，据清刻本补。
③ 浊：原漫漶不清，据清刻本补。
④ 火郁：原阙，据清刻本补。
⑤ 得：原阙，据清刻本补。
⑥ 或：原脱，据《脉因证治》卷上补。
⑦ 其实：原漫漶不清，据清刻本改。
⑧ 去头尾……盏：此7字原阙或漫漶不清，据清刻本补。
⑨ 食前、食：此3字原阙或漫漶不清，据清刻本补。
⑩ 滋阴……黄色：此8字原阙或漫漶不清，据清刻本补。
⑪ 燥方：原阙，据清刻本补。
⑫ 熟地……麦冬：此6字原阙，据清刻本补。
⑬ 等……煎：此3字原阙，据清刻本补。

黄芩[①]（炒）、麦门冬、地骨皮、车前草（炒）、甘草各四分，茯苓、石莲肉、黄芪、柴胡、人参各八分。煎服。

导[②]赤散 治心经蕴热，小便赤涩[③]或成淋痛，凡系心、小肠火，俱以此方加减。

生[④]地一钱五分，甘草（生）五分，木通一钱，水一钟，竹叶十片。温服[⑤]，或加赤茯苓、牡丹皮各一钱。

论疝症多因于劳怒[⑥]

疝症，自《素问》而下，皆以为寒，丹溪云有[⑦]因湿热者，然寒热之说，似[⑧]皆未尽。按此症部分[⑨]，属足厥阴肝经之脉，环阴器，抵小腹，痛引腰脊，结于脐，睾丸上而不下。当取肝经为本，小肠为末。夫肝者将军之官而主筋；阴器者，宗筋之所系[⑩]。或因怒气冲激，则其气迅奔而下；或劳力[⑪]无度，久行久立，疲极则肝伤，肝伤则下坠为痛[⑫]，故取肝经为本。若久患则气移于[⑬]小肠，或小肠素有[⑭]湿热，为寒郁遏，此皆标症，

① 黄芩：原阙，据清刻本补。
② 导：原阙，据清刻本补。
③ 涩：原阙，据清刻本补。
④ 生：原漫漶不清，据清刻本改。
⑤ 服：原阙，据清刻本补。
⑥ 症多因于劳怒：此6字原阙，据清刻本补。
⑦ 自《素问》……丹溪云有：此13字原阙或漫漶不清，据清刻本补。
⑧ 之……似：此3字原阙，据清刻本补。
⑨ 尽……部分：此6字原阙，据清刻本补。
⑩ 系：原脱，据《医宗必读》卷九补。
⑪ 或劳力：此3字漫漶不清，据清刻本改。
⑫ 痛：原阙，据清刻本补。
⑬ 气移于：原漫漶不清，据清刻本改。
⑭ 有：原阙，据清刻本补。

故取小[①]肠为本。有自幼便患者，由[②]父母肝肾气衰，或积劳乘怒，遗于胎元，曾见小[③]儿啼叫之极，外肾即坠下者，则其本在肝明矣。许学士[④]云：此疾因虚得之，不可骤补，必先涤去所蓄之邪，然后补之。《诸症辨疑[⑤]》云：以五[⑥]苓散加行气之药，甚效。盖利小便以制其气，正合许法[⑦]。用此法，但得稍缓，便须验其坠甚而痛轻者虚也，用补[⑧]中益气加吴茱萸、小茴香、乌药。若因房劳而[⑨]患者，兼用补肾，如八味丸加补骨脂、小茴香、胡芦巴[⑩]之类。古方有用乌头、栀子二味者，盖因寒郁湿热，以此劫之[⑪]，更须量寒热孰多，二味互为宾主。至张子和立七疝之[⑫]说，而概治以峻下，夫病在小肠[⑬]而攻大肠，兼[⑭]伤脾胃，诚为孟浪。或者阴囊肿痛之症，偶尔获效，遂神其说。然阴囊外肿属[⑮]肝经湿热，宜龙胆泻肝汤，初非疝也。子和谬甚，徐用诚已[⑯]辨之矣。

---

① 故取小：原阙或漫漶不清，据清刻本补。

② 便患……由：此4字原阙或漫漶不清，据清刻本补。

③ 小：原阙，据清刻本补。

④ 许学士：即许叔微，字知可，真州白沙（今江苏仪征）人，宋代医家。因官任翰林学士，被尊称为许学士。

⑤ 诸症辨疑：四卷，约成书于1644年。明代吴球撰。

⑥ 以五：原漫漶不清，据清刻本改。

⑦ 盖利小便……正合许法：此12字原阙或漫漶不清，据清刻本补。

⑧ 须验……用补：此13字原阙或漫漶不清，据清刻本补。

⑨ 香……房劳而：此8字原阙或漫漶不清，据清刻本补。

⑩ 补骨脂……胡芦巴：此9字原阙或漫漶不清，据清刻本补。

⑪ 二味……以此劫之：此13字原阙，据清刻本补。

⑫ 二味互为……七疝之：此14字原阙或漫漶不清，据清刻本补。

⑬ 肠：原阙，据清刻本补。

⑭ 肠，兼：此2字原漫漶不清，据清刻本改。

⑮ 属：原漫漶不清，据清刻本补。

⑯ 徐用诚已：此4字原阙，据清刻本补。

加味五[①]苓散 治疝痛，利便以泄其[②]湿。

本方（见湿门）加小茴香（炒）、橘核（炒碎[③]）、木通、槟榔、川楝子各七[④]分。煎服。

三仙[⑤]丸 治肾虚寒小肠疝气。

川乌一两，苍术（米泔浸一宿，洗净，微炒）三两，舶上小茴香（盐少许，炒香）。俱末，酒糊丸梧子大，食[⑥]前温酒[⑦]下四十丸。

夺命丹 治疝气偏坠，脐下撮痛，外肾肿[⑧]硬，日渐胀大；并治阴间湿痒[⑨]。

吴茱萸一斤，分四份，酒、醋、汤、童便各浸一宿，焙干[⑩]，泽泻二[⑪]两。俱末，酒糊丸梧子大。空心食前或盐汤、淡酒[⑫]下五十丸。

吴茱萸、枳壳（麦麸炒）等分。为末，每用一钱[⑬]五分，酒煎服。

疝气腰疼风冷，手足顽麻，威灵[⑭]仙四两，当归、肉桂各

---

① 加减五：此3字原阙，据清刻本补。
② 痛利……泄其：此6字原阙或漫漶不清，据清刻本补。
③ 本方……炒碎：此14字原阙，据清刻本补。
④ 川楝子各七：此5字原阙，据清刻本补。
⑤ 仙：原阙，据清刻本补。
⑥ 梧子大，食：此4字原阙或漫漶不清，据清刻本补。
⑦ 温酒：此2字原漫漶不清，据清刻本补。
⑧ 丹……外肾肿：此13字原阙或漫漶不清，据清刻本补。
⑨ 并治阴间湿痒：此6字原阙，据清刻本补。
⑩ 茱萸……焙干：此18字原阙或漫漶不清，据清刻本补。
⑪ 二：原阙，据清刻本补。
⑫ 大……淡酒：此10字原阙，据清刻本补。
⑬ 吴茱萸……一钱：此16字原阙或漫漶不清，据清刻本补。
⑭ 冷……威灵：此7字原阙或漫漶不清，据清刻本补。

二两。为末，酒糊丸桐①子大，每服三十丸，空心酒煎茴香下，妇人酒煎红花下②。

灸疝气法③　净草一条，或茅或麦秆，度患人口④两角为一则折断。如此三则折成二角，如“△”字样⑤，以一角安脐中心，两角在脐之下，两傍尖尽处是穴⑥。若患在左，即灸⑦右，在右即灸左，两边俱患，即两穴⑧俱灸，艾炷如麦粒，灸十⑨四壮或二十一壮⑩，即安。

---

① 酒糊丸桐：此4字原阙，据清刻本补。
② 茴香……红花下：此10字原阙或漫漶不清，据清刻本补。
③ 灸疝气法：原阙，据清刻本补。
④ 净草一条……患人口：此13字原阙，据清刻本补。
⑤ 断……字样：此13字原阙，据清刻本补。
⑥ 心……处是穴：此14字原阙或漫漶不清，据清刻本补。
⑦ 灸：原漫漶不清，据清刻本改。
⑧ 两边……两穴：此7字原阙或漫漶不清，据清刻本补。
⑨ 十：原漫漶不清，据清刻本改。
⑩ 二十一壮：此4字原阙，据清刻本补。

卷之五

靖江朱凤台慎人甫纂　男廷宁式屏甫对读

头痛有五候不可偏归之热论①

头痛一症，有因风因火因痰者，古人论之详矣。风火用九味羌活汤，倍加酒黄芩，以汗解；痰用半夏白术天麻汤。更有因寒因虚者，黄帝问曰：头痛数岁不已，此何病也？岐伯对曰：当有所犯大寒，内至骨髓，髓以脑为主，脑逆故令头痛，齿亦痛也②。世俗言头无寒痛，腹无热痛，此一偏之说。

《医谈》云：杨氏年五十余头痛，历岁浸久，或治以痰，不愈。胗③其左寸沉迟而芤，知为气血两虚也。用当归二两，附子三钱，一服减半，二服病如失。

一妇偏头痛久不愈，医用大承气汤，即瘳。盖阳明燥金胜乘肝气，肝气郁则气血壅，气血壅则上下不通，故燥结。以承气汤疏之，斯气血流行，而肝气不郁矣。《伤寒治例》云：少阳偏头痛，多便闭。疑此为新病者设，若久病元气不足者，薛院使用补中益气汤加蔓荆子、藁本、川芎，此即东垣本汤加减法也。一妇产后头痛，百药不效，用前汤一剂而愈。药能对症，不啻影响，信哉。

---

① 论：原在“头痛”前，据目录及本节文例改。

② 头痛数岁……齿亦痛也：语本《素问·奇病论》。

③ 胗：同“诊”。

半白汤　治痰厥头痛

半夏、麦蘖面、橘红各一钱五分，神曲（炒）、白术各一钱，黄檗[1]、干姜各二分，泽泻、白茯苓、天麻、黄芪、人参、苍术各五分。水煎，食前热服。此头痛苦甚，谓之足太阴痰厥头痛，非半夏不能疗；眼黑头旋风，非天麻不能除。黄芪甘温，泻火，补元气，实表虚，止自汗；人参甘温，泻火，补中益气；二术俱苦甘温，除湿，补中益气；泽泻、茯苓，利小便，导湿；橘皮苦温，益气调中升阳；神曲消食，荡胃中滞气；麦蘖宽中，助胃气；干姜辛热，以涤中寒；黄柏大苦寒，酒洗，以燎冬天少火在泉发燥也。

乌梅肉十个，盐二钱。水煎温服，吐即愈。

天香散　治远年头风甚者，数服除根。

香白芷五钱，天南星、半夏（俱姜制）、川乌（炮）各二钱五分。俱末，食远、淡姜汤调服二钱。妇人加甘草一钱，川芎二钱。

头脑风，伤风，每食后细嚼薄荷叶三片，能凉上膈，去风痰，通关膈，并治小儿风涎。

头目风，荆芥穗、细辛、川芎等分为末，食后汤点服二钱。桃仁五合，去皮，以粳[2]米饭浆研令细，入浆水绞取汁，微温，洗面则光润。

偏正头风疼，香白芷二两，为末，蜜丸龙眼大，每服三丸，食后细嚼，茶清下。香附子（炒）四两，川芎二两，共末，茶清调服。

① 黄檗：即黄柏。
② 粳：原作"硬"，据《卫生易简方》改。

每欲风雨，头风痛先发，桂心一两，为末，酒调如膏，傅[1]顶上并额角。

风吹项背，头目昏眩，脑痛，香白芷大块洁白者，沸汤洗五次，锉干为末，蜜丸弹子大，每服一丸，细嚼，荆芥汤点茶下。并治妇人胎前产后伤风头痛。

气厥头疼，川芎、乌药等分为末，食后腊茶[2]清调服二钱，葱汤亦可。并治妇人气盛头痛。

凡头痛服药不效，甘草一两半，水煎温服。

五劳七伤论[3]

《医说》云：人作劳无度，五脏受伤，故曰五劳。肺劳之状，短气面肿，不闻香臭。肝劳之状，面目干黑，口苦，精神不守，恐畏不能独卧，目视不明。心劳之状，忽忽喜忘，大便难，或时溏利，口内生疮。脾劳之状，舌根苦直，不能咽。肾劳之状，背难俯仰，小便不利，赤黄有余沥，囊湿生疮，小腹裹急。肝劳补肾，心劳补肝，脾劳补心，肺劳补脾，肾劳补肺，虚则补其母也。

七伤者，大怒逆气伤肝，忧愁思虑伤心，饮食大饱伤脾，形寒饮冷伤肺，久坐湿地伤肾，风雨寒湿伤形，大怒恐惧伤志。由七者所伤，而脏腑受病，实五劳之因也。

---

① 傅：涂抹。

② 腊茶：茶的一种。腊，取早春之义。以其汁泛乳色与溶蜡相似，又称蜡茶。

③ 五劳七伤论：原作“劳伤”，据目录改。

火乘金候土为金毋论

《索矩新书》云：人身源本气血精液是也。犯劳瘵症者，因壮年恣意酒色，以致耗散真源，不生津液，遂至呕血吐痰，骨蒸体热，肾虚精惫，面白颊红，白浊遗精诸症，谓之火乘金候。虽欲泻火，不可伤土。盖金为水源，土为金母。俗医不究其源，妄投大寒大①热之药。殊不知大寒伤胃，大热伤肺，胃伤则土不生金而肺病，肺伤则金不生水而化源竭，致病不起，由医误也。

薛院使治进士王汝和，因劳役失于调养，忽然昏愦，此虚火妄动，挟痰而作。急令灌童便，神思渐爽；用参、芪各五钱，芎、归各三钱，玄参、甘草各一钱，服之稍定。察其形倦甚，又以十全大补汤加五味子、麦门冬，治之而安。凡人元气素弱，或起居失宜，或饮食劳倦，或用心太过，致遗精白浊，自汗盗汗；或内热晡热，潮热发热；或口干作渴，喉痛舌裂；或胸乳膨胀，胁痛头痛，眩晕目花；或心神不宁，寤而不寐；或小便赤涩，茎中作痛；或便溺余滴，脐腹阴冷；或形容不充，肢体畏寒；或鼻气急促，及一切热症，皆是无根虚火。但服前汤，固其根本，诸症自息。若攻其风热则误矣。

补中益气汤 治中气不足，或误服克伐②，四肢倦怠，口干发热，饮食无味；或饮食失节，劳倦身热，脉洪大无力；或头痛，恶寒自汗；或气高而喘，身热而烦，脉微细软弱，自汗体倦，少食；或中气虚弱，不能摄血；或饮食劳倦而患疟痢，

① 大：原脱，据《续医说》卷四补。
② 伐：原作“代”，据《明医杂著》卷六改。

致脾胃虚而不能愈；或元气虚弱，感冒风寒，不能发表，宜用此代之；或入房而后劳役感冒，或劳役感冒而后入房，急加附子。夫人以脾胃为主，脾胃气实，则肺得其所养，肺气既盛，水自生焉，水升则火降，水火既济，则天地交泰。脾胃一虚，四脏俱无生气。东垣著《脾胃》《内外伤》等论，谆谆以固脾胃为本，制补中益气汤，冠诸方首，观其立方本旨可知矣。故曰：补肾不若补脾，正此谓也①。

人参、黄芪（炙）、白术（炒）、甘草（炙）各一钱五分，当归一钱，升麻、柴胡各三分，陈皮五分。姜、枣水煎，空心服。

四君子汤 治脾胃虚弱，饮食少思；或大便不实，体瘦面黄；或胸膈虚②痞，痰嗽吞酸及疟痢等症。

人参、白术、茯苓、甘草各二钱。姜、枣水煎服。

六君子汤 即前方加半夏、陈皮。若觉内热，或饮食难化，作酸属火，加煨姜。

四物汤 治血虚发热，或寒热往来，或日晡发热，头目不清，或烦躁③不寐，胸膈作胀，或胁作痛。

当归、熟地各三钱，芍药二钱，川芎一钱五分。水煎服。

八珍汤 治肝脾伤损，血气虚弱，恶寒发热；或烦躁作渴；或寒热昏愦；或胸膈不利，大便不实；或饮食少思，小腹胀痛。

人参、白术、白茯苓、当归、川芎、白芍、甘草、熟地各一钱。姜、枣水煎服。

十全大补汤 治气血俱虚，发热恶寒，自汗盗汗，肢体倦

---

① 补中益气汤……正此谓也：语见《明医杂著》卷六。
② 虚：原脱，据《明医杂著》卷六补。
③ 躁：原作“燥”，据《明医杂著》卷六改。下同。

怠；或头痛眩晕，口干作渴，久病虚损，咳而下利，惊悸发热；或寒热往来及晡热内热，遗精白浊；或二便见血，小腹作痛，小便短少，大便干涩；或大便滑泄，肛门下坠，小便频数，阴茎痒痛。即八[①]珍汤加黄芪、肉桂各一钱。

归脾汤 治思虑伤脾，不能摄血，致血妄行；或健忘怔忡，惊悸盗汗；或心脾作痛，嗜卧少食；或大便不调；或肢体肿痛及患疟疾。大凡怀抱郁结而患诸症，或用药失宜，克伐伤胃，变诸别症者最宜。

人参、白术、白茯苓、黄芪（炙）、龙眼肉、当归、酸枣仁各一钱，远志五分，木香、甘草（炙）各三分。姜、枣煎服。

还少丹 治脾肾虚寒，饮食少思，发热盗汗，遗精白浊，真气亏损，肌体瘦弱。

肉苁蓉、远志（去心）、茴香、巴戟、熟地、牛膝、干山药、枸杞子、石菖蒲、山茱萸、楮实子、五味子、白茯苓、杜仲（去皮，姜制）各一两。俱末，用枣肉百枚，并蜜丸梧子大。每空心或温酒、盐汤下六十丸，日三服。

还元丹 安五脏，消百病，补虚损，实精髓，固元气。用黄犍牛肉，不拘多少，去筋膜，切作棋子大片，用河水洗数遍，令血味尽，仍浸一宿。次日再洗，水清为度。无灰好酒，入磁坛内，重泥封固，桑柴文武火煮一昼夜，取出焙干为末。如黄沙为佳，焦黑无用。每用末半斤，后药共一斤为则。

山药（葱、盐拌炒）、白茯苓、莲肉（去心，盐炒）、小茴香（微炒）各四两。俱末，用好红枣二百枚，汤蒸大烂，去皮核研膏，和好酒入药末，丸梧子大，空心酒下五十丸。

---

① 即八：原阙，据《明医杂著》卷六补。

劳症秘方　纯黄色童子鸡一只，约重斤许，闷坛中自死。干去毛及肚杂，将好酒洗净，用陈酱、麻油、川椒、细石菖蒲各五钱，陈煮酒一斤，和鸡入坛内，扎好，隔汤蒸熟。取鸡肉一日食尽。鸡骨药渣，烧灰存性，为末，一日内好酒送下，即愈。

又方：六味地黄丸本方，加人参、北五味、麦冬、牛膝、杜仲、枸杞各二两，蜜丸服，效。

还元三真丸，精气神为三真，补心则还元神，补脾则还元气，补肾则还元精，故名还元。清真修合，当久服之，如地仙修炼功。

茯神一斤（人乳拌，日晒夜露至二斤），山茱萸肉（酒浸蒸）、芡实肉各八两，菟丝子（酒煮烂为饼）、柏子仁（去油）各四两，酸枣仁（炒）、当归身（酒洗）、肉苁蓉（酒浸蒸）、云白术（炒）各六两，楮实子、川牛膝、续断（俱酒洗）、巴戟（去骨）、白扁豆（炒）、怀山药（炒）、圆肉（取汁）各三两，五味子（焙）一两，益智仁一两半，鹿茸（羊酥炙）、人参、莲肉（去心）各二两，天冬（去心取汁）、金樱膏各五两，生地（酒煮取汁）、麦冬（去心取汁）各一斤。以上各汁，文火熬膏，入前山药末打糊并地黄汁和各药末为丸，每空心酒下。

诸血症论

气为卫，血为荣，血随气行，如风行水上。凡治血病，宜兼养气。心主乎血，肺主乎气，脾统血，肝藏血，当辨其何经受伤，何经气多血少，何经血多气少。若用力过度则伤肺，思虑过度则伤心，忿怒伤肝，劳役伤肾，多思厚味，饮酒积热伤脾。经云：阳络伤则血外溢，谓上出也；阴络伤则血内溢，谓下出也。旧云：火载血上，错经妄行者，特一端耳。血得黑则止，得寒则凝。今人止血多用凉剂，若系积热，固可取效一时。若脏腑所伤，暂止复行，数用寒凉，伤脾损气，何以摄血归源？故东垣、丹溪治血，多用四君子收功，薛院使以归脾汤加减取效。故曰血脱益气，古圣良法也。

血症分寒热论[①]

俞子容云：医者认诸血症为热，而攻以苦寒，至死不悟。殊不知苦泻土，土，脾胃也。今火既为病而泻其土，火未尝除而土已病，土病则胃虚，胃虚则营气不能滋荣，百脉元气，不循天度，则血无所统摄。《褚氏遗书[②]》云：诸血服寒凉者，百无一生；饮溲溺者，十无一死。《杨仁斋直指方》云：吐血须服干姜甘草汤及四物理中汤，若服生地黄、犀角、藕节之类则难救。如遇相火用事之时，血多妄行，切禁止涩，宜和表清里，其血自止。若先用止涩之剂，去生便远。凡男妇血症，散者或色鲜红者属热，或成块者或色瘀者属寒，不可拘血得热而淖溢之说。古云：水寒成冰，血寒成块。《玄[③]珠经》十剂条云：气温则血滑，气寒则血凝。然亦有中寒气虚，阴阳不相守者，血乃妄行，经所谓阳虚阴必走者也，法当温之，则血自归经。吐衄便血皆然，务当切脉，慎不可例用凉药，夭折人命。

《医谈》云：王海藏治大醉饮水与冰冷茶后，病便血甚鲜者，先服吴茱萸丸，翌日又与平胃、五苓各半散，三大服，血

① 血症分寒热论：本论语出《续医说》卷八。
② 褚氏遗书：旧题南齐褚澄编，成书年代不详。
③ 玄：原作“绀”，据《续医说》卷八改。

止。复变白痢，又与神应丸[①]四服，白痢乃止，遂安。盖血为寒所凝，侵入大肠间而便下得温乃行，所以用温药，其血自止。经曰：治病必求其本，信哉。

凡下血症，大便结涩者，当先用通利药一服，如治痢芍药汤，去桂加大黄可矣。若大便滑利而见血者，切不可用。

人参救肺汤 治咳血吐血等症。

升麻、柴胡、苍术、白芍药各七分，陈皮二钱，人参、熟地、黄芪、当归尾各一钱，甘草、苏木各三分。水煎，食前温服。

茯苓补心汤 治心气虚耗，不能藏血，以致面色萎黄，五心烦热，咳嗽唾血。

用参苏饮十味各五分，四物汤四味各一钱合方，姜、枣煎服。古方如此，须临症斟酌，其主病者量加，非要者量减，乃效。

三黄补血汤 初见血及血多宜服。

白芍药二钱，熟地一钱，生地、柴胡、牡丹皮、黄芪各五分，当归、川芎、升麻各七分半。水煎服。血不可止，加桃仁五分，酒大黄酌量虚实用，去柴胡、升麻。

清肺饮 治衄血吐血久不愈，服此药，以三棱针于气海穴出血愈。

五味子（碎）十粒[②]，黄芪一钱，当归身、麦门冬（去心）、人参、生地黄各五分。水煎，随便温服。

门冬饮 治脾胃虚弱，精气神短少，衄血吐血。

---

① 丸：原作“完”，据《续医说》卷六改。

② 十粒：原在“碎”前，依文例乙转。

麦冬、归身、人参各五分，紫菀一钱半，五味子五粒，芍药、甘草、黄芪各一钱。水煎，食后服。

花蕊石散 治瘀血停积，腹中作痛，或溢口鼻，打仆伤损，瘀血内结，大便不通。

花蕊石一斤，硫黄四两，和匀入瓦罐，用纸封固，阴干。如急用，以焙笼内炙①干，用炭火②煅赤，去火，次日取出细研，每服一钱，童便、热酒下。

凉血地黄汤 治饮食不节，起居不时，阴受之则入五脏，䐜③满闭塞，下为飧泻，久为肠澼，水与血作一泒啷④出。

当归、槐花（炒）、青皮、熟地各一钱，黄檗、知母各二钱。水煎，食远服。

济生加减四物汤 侧柏叶、当归、生地、川芎各八分，荆芥穗、槐花（炒）、枳壳、甘草各四分，入乌梅半个，煎服。

槐角散 治脾胃不调，胀满下血。

槐角（炒）二钱⑤，枳壳（炒）、当归、苍术、陈皮、厚朴各一钱，乌梅三分，人参、甘草各五分。水煎，食远服。昔有人下血，诸药不效，后用平胃散加人参而愈。前方即平胃散加减法也。

《医谈》云：林回甫病小便下血，李医用八正散，服后不胜其苦，小腹前阴痛益甚。一医俾服四君子汤，遂少差。后服菟丝山药丸，气血渐充实，始愈。盖不专泥血得热则淖溢为说也。

---

① 炙：原作“灸”，据《济阴纲目》卷四改。
② 用炭火：原脱，据《济阴纲目》卷四补。
③ 䐜：原作“填”，据《素问·太阴阳明论》改。
④ 泒啷：即呱啷。此形容排泄声。
⑤ 二钱：原在“炒”前，依文例乙转。

张太守钢病脏毒，下血十余载，久服凉药不效，后服小菟丝子丸而瘳，皆明验也。

独参汤 参二钱，大枣煎服。治一切失血恶寒发热，作渴烦躁。盖血生于气，故血脱补气，阳生阴长之理也。虚寒者酌加熟附子，名参附汤。

犀角地黄汤 治诸血症。

犀角（生者镑屑）、赤芍药、牡丹皮、生地黄（酒洗）各一钱。煎服。随后加减法：心经咯血气热加麦门冬，血热加黄连；肺经气热加桔梗、黄芩，凉血倍生地；肝怒气热呕血加柴胡、栀子，凉血加黄芩；肾经唾血加知母、黄柏（炒）；脾经痰涎加芍药、炒栀子；胃经吐血加干葛、炒栀子；大肠下血加连翘、黄芩；小肠气热溺血加赤茯苓，凉血加木通、山栀；三焦经积血加连翘，凉血加地骨皮；膀胱经淋血加滑石、琥珀、黄柏；心包络清气加麦门冬，凉血加牡丹皮。上具治例如是，如不应，悉从前论血脱理气之法加减。

圣愈汤 治血虚心烦，睡卧不宁，或五心烦热。

熟地、生地、川芎、人参各六分，当归、黄芪（蜜炙）各三钱。水煎服。

劳吐血、呕血、嗽血，大蓟、柏叶、荷叶、茅根、茜根、大黄、山栀、牡丹皮、棕榈皮各二两，烧灰存性，研细，碗盖出火毒，大山药二斤，莲肉半斤，晋枣百个，霜柿十个，水四碗。俱入砂锅煮熟，擂细，下前药末和匀，慢火再熬。复入阿胶四两，黄蜡二两，平胃散末，四君子汤末，知母、黄檗末各一两，搜和成剂。如硬加蜜，置青石臼中杵匀，丸桐子大，随便枣汤下百丸。此药不寒不燥，一切虚劳百损服之，效。

酒色伤心肺，口鼻俱血，荆芥烧灰，置地上出火毒，陈米饮调三钱服。百草霜为末，井花水调服三钱。童便或已新热小便服。口鼻血不止，伏龙肝半升，新汲水一升，淘取汁，和蜜顿服。

吐血，好墨为末二钱，汤化阿胶调，顿服。吐不止者，上好酒四斤，顿滚热入桶中，以两足浸在内，即止。

咯血、吐血、鼻衄，藕节捣汁饮。荷叶焙干为末，米汤调二钱服。白芍（末）一两，犀角（末）一分，新水调服一钱。

九窍出血，小蓟末三钱，冷水调服。有青者，捣汁和水服。

瘀血蓄胃，心下胀满，食入即呕，赤芍、半夏、陈皮各一钱半。姜水煎温服。

鼻衄，萱草研汁一盏，和姜汁半盏，时时细呷，兼治酒黄疸、沙淋。大蒜去皮，研如泥，作饼如钱大、厚豆许。左鼻出贴左脚心，右鼻出贴右脚心，两鼻出贴两脚心，血止，即以温水洗去。糯米炒黄为末，每新汲水调服二钱。飞罗面二钱，盐一钱，新汲水调下。生姜汁磨好墨，滴鼻中。青蒿绞汁服，并治疥瘙痒、恶疮，杀虫，除热明目。三伏内每遇庚日采挂宅庭，可辟邪气。

肠风下血，茄蒂烧存性，为末，每食前米饮调服三钱。补中益气汤加黄连、地榆、荆芥穗（炒黑）各一钱，乌梅一个，水煎，食前服。

小便血，当归四两，酒二斤，煮一斤，顿服。车前草捣汁五合，空心服，亦治五淋。琥珀为末，每服二钱，灯心、薄荷汤调下。干白菊花二钱，川黄连一钱，酒浸露一宿，重汤蒸，再露一宿，空心三服，愈。川牛膝二两，酒、水各四碗，煎半服。酸浆草捣汁，和酒饮。

遗　精

精者，五脏六腑皆有，而肾为都会关司之所，又听命于心焉。一曰梦中交而遗，乃心虚神交也，则当治其心；二曰下元虚败，不禁而遗，乃肾虚精滑故也，则当固其真；三曰壮年气盛，久节劳欲，经络壅滞而遗精，乃旷夫满而溢也；四曰情纵于中，驰想而遗，乃情不遂欲而泄也。此二者，但舒其情则愈。

梦遗精滑，世人作肾虚治，而用补肾涩精之药不效。不知此证多属脾胃，饮食厚味，痰火湿热者多有之。盖肾藏精，精之所生，由脾胃饮食化而输归于肾。今脾胃伤于浓厚，湿热内郁，中气浊而不清，则所化生之精亦得浊气。肾主秘藏，阴静则宁，今所输之精，既有浊气，则邪火动于肾中，而火不得宁静，故遗而滑也。此证与白浊同。丹溪论白浊为胃中浊气下流，渗入膀胱，而云无人知此。其色心太重，妄情过度而致遗精者①，自从心肾治之，但兼脾胃者多，又当审察②。

清心莲子饮　治阳气壮盛，情动不遂，夜梦遗精及口舌生疮，咽干烦躁作渴，小便赤淋。

黄芩（炒）、麦门冬、地骨皮、车前子（炒）、甘草各七分，石莲肉、茯苓、黄芪、柴胡、人参各一钱。水煎服。

补心汤　治用心过度，心热遗精，恍惚少睡，或多怪梦。

人参、山药、麦门冬（去心）、茯神（去木）、酸枣仁、川归身（酒洗）、鸡头实、白芍药、石莲肉、远志（去心）、子芩（酒洗，如久遗去之）、莲花须各等分。如遗久气陷加川芎、升

---

① 者：原脱，据《古今医鉴》卷八补。

② 又当审察：《古今医鉴》卷八此后有“治之”2字。义胜。以上两段语本《古今医鉴》卷八。

麻，气虚加黄芪、白术，血虚加当归身、熟地黄，姜、枣水煎服。

茯菟丸 治思虑太过，脾肾虚损，尿有余沥，白①浊遗精。

菟丝子五钱，白茯苓三两，石莲肉二两。上为末，酒糊丸梧子大，每服三五十丸，空心盐汤下。加山药二两，名小菟丝丸。

加减补阴丸 治左尺肾洪大，真元不固。

知母、黄柏（俱盐、酒拌炒）、熟地黄、山茱萸、锁阳、杜仲（炒断丝）、当归各一两，龟板（酒洗，酥炙）二两，虎胫骨（制同上）一两。俱末，酒煮羊肉捣丸梧子大，每食前汤下六十丸。

当归六黄汤 治虚劳盗汗。

当归、黄芪（炙）、生地、熟地各一钱，黄芩、黄连、黄柏各炒黑，五分。少睡者加酸枣仁五分。水煎，食远服，忌姜、葱辛物。

金锁正元丹 治真气不足，元脏虚弱，饮食减少，恍惚多忘，气促喘乏，夜多异梦，心虚盗汗，小便滑数，遗精白浊。

五倍子、茯苓各八两，紫巴戟（去心）、肉苁蓉（净洗，焙干）、胡芦巴（炒）各一斤，补骨脂（酒浸、炒）十两，龙骨、朱砂（另研）各三两。俱末，酒糊丸梧子大，每空心或温酒、盐汤下二十丸。

暂睡即泄，白龙骨四分，韮子五合，共末，空心酒调方寸匙服，或单用韮子末亦可。

失精久虚，莲子六钱，辰砂一分，为末，每空心汤调服

---

① 白：原脱，据《卫生宝鉴》卷十五补。

二钱。

元气虚寒，精①滑不禁，大便泄，手足冷，阳起石（煅红）、钟乳粉各一两，为末、酒煮，附子末三钱，为②糊丸桐子大，每空心米饮下五十丸。

痹　痛

脉涩而紧者痹。少阴脉浮而弱，弱则血少，浮则为风，风血相搏，疼痛如掣。

痹者，手足痛而不仁也。由元精内虚，而为风寒湿所袭，不能随时祛散，流注经络。寒多则掣痛，风多则引注，湿多则重着。病在筋者，屈而不伸，应乎肝，其证夜卧多惊，饮食少，小便数；病在脉者，血凝不流，应乎心，其证令人痿黄，心下鼓③，暴上气喘不通，嗌干善噫；病在骨者，重不能举，应乎肾，其症手足不遂而多痛，心腹胀满；病在皮者，多寒，遇寒则急，遇热则纵，应乎肺，其症皮肤无所知觉，气奔喘满；病在肌者，多不仁，应乎脾，其症四肢懈怠，发嗽呕吐，是名五痹。至白虎历节风，以其走痛，四肢骨节如虎咬状，故名，亦风寒湿三气乘之也。若饮酒当风，汗出入水，亦成斯疾，久之骨节蹉跌④。丹溪云：血虚受热，其血已自沸腾，或加涉水受湿，血得寒污浊凝滞，不得运行，所以作痛；夜则痛，行于阴也。治以辛热之剂，流散寒湿，开通郁结，使血行气和则愈。

---

① 精：原阙，据《本草纲目》卷十补。
② 为：《本草纲目》卷十作“面”，义胜。
③ 心下鼓：心下悸动不安。
④ 蹉跌：失足跌倒。此言骨节活动不便。

更忌口节欲，戒食肉。肉属阳，大能助火①。

解表升麻汤 治遍身壮热，骨节疼痛。

升麻、羌活、苍术各一钱，防风、柴胡、甘草各七分，当归、藁本各五分，陈皮、麻黄各三分。姜、葱煎服，出微汗。

疏筋活血汤 治遍身走痛如刺，左足尤甚，因酒色所伤，筋脉空虚，感风寒湿热，热包于寒则痛，伤经络则夜重。

川芎、防风、汉防己、白芷、羌活各六分，当归、生地各一钱二分，白芍（俱酒洗）二钱半②，桃仁（炒）、苍术（米泔浸、炒）、威灵仙、橘红各一钱，牛膝二钱，白茯苓、龙胆草各八分，甘草（炙）四分。有痰加南星、半夏各一钱，用姜汁、白矾、皂角煎汤，浸一日。上体及臂疼加薄桂三分。下身并足疼加木瓜、木通、盐炒黄柏、薏苡仁（炒）各一钱。气虚加人参、白术、龟板各七分。

黄芪一两，人参、白芍各五钱，附子一个（如例制），当归三钱。共末，蜜丸梧子大，每温酒下五十丸。

附子、木香各三钱，水煎服。莽草煎汤，洗浴。

妇人湿痰流注，肩背臂腰胁日夜疼痛，行步不得。

陈皮、半夏（姜制）、茯苓、当归、川芎、白芷、乌药、官桂、枳壳、防己、苍术、防风、独活、木香、香附、贝母、甘草等分。姜水煎服。

一妇四肢骨节疼，呕吐，心痛，胁胀，遍身浮肿，经年不愈。五积散加羌活、独活、柴胡、前胡。

---

① 脉涩而紧者……大能助火：语本《古今医鉴》卷十。

② 二钱半：原在“俱酒洗”前，依文例乙转。

五　疸

五疸实热，脉必洪数，微涩①者必虚弱。脉沉，渴欲饮水，小便不利，则发黄。夫疸者，黄病也，其证有五②：曰黄汗、黄疸、酒疸、谷疸、女劳疸。须分五者，而病原俱湿与热郁蒸于脾，致面目肢体如栀子水染。宜利小便为先，溺白则黄退。若食积黄者，量虚实下之。如面黑黄色，作渴腹胀者，难治③。

肾疸汤　治肾疸目黄，甚至浑身黄，小便赤涩。

羌活、防风、藁本、独活、柴胡、白术、升麻、葛根各五分，白茯苓、泽泻、人参、猪苓、甘草各三分，苍术一钱，黄柏二分，神曲六分。水煎，食前稍热服。

茯苓渗湿汤　治湿热发黄，汗黄尿赤。

猪苓、泽泻、苍术、茯苓、陈皮、枳实、黄连（炒）、黄芩、栀子、防己、茵陈、木通。如不思④饮食，加砂仁、神曲、麦芽，俱炒，各等分。姜水煎服⑤。

酒煮茵陈汤　治酒疸，遍身眼目黄色如金。

茵陈一两，好陈酒一钟半，煎八分，食远温服。

绿矾一斤，炒至白色为末，煮枣肉丸樱桃大，每服五丸，早、午、晚三服，冷陈酒下。若有虫当吐出，忌醋、生冷发物，终身戒食荞麦。

秦艽六两，牛乳二斤，煮一斤，去渣，温服。兼治痞，腹

---

① 涩：原作“啬”，据《古今医鉴》卷六改。
② 夫疸者……有五：此10字原脱，义不顺，据《古今医鉴》卷六补。
③ 五疸实热……难治：语本《古今医鉴》卷六。
④ 如不思：原阙或漫漶不清，据《古今医鉴》卷六补。
⑤ 煎服：原阙，据《古今医鉴》卷六补。

硬如石[1]。

猪脂八两，乱发二钱，同煎。临服去发，分二服，病从小便出。发灰三钱，冷水调下，日三服。

鸡子一枚，少击破，连壳烧灰为末，醋调服食三枚，虫从鼻中出。

鸡蛋、猪胆各一个，调匀常服。如心翻[2]，以干糕咽之，三服愈。

腹秘结，捣芜菁子和水服，少顷，泻一切恶物，沙石、草、发俱出。

时行黄疸，饮葵叶汁。

发　痧[3]

痧病，炒盐入冷水饮即止，或香油茶吐之亦得。用苎麻札[4]，十指尖针挑出恶血数点。香油汤拍两小臂及脚心，以苎绳刮起紫疱亦好。

手足厥冷肚痛，温水拍膝腕，有紫黑点处刺出恶血。

小腹急痛肾缩[5]，面黑，气喘出冷汗，名为脱阳，有似发痧。连须葱白三茎（研烂），酒四碗，煮二碗，作三服。炒盐熨脐下气海穴，令气热。

搅肠痧，若阴痧腹痛而手足冷，看身上红点，油灯草火烧之；阳痧则腹痛而手足暖，自两臂捋下恶血，令聚指头，以针

① 硬如石：原阙，据《卫生易简方》卷三补。
② 心翻：即心烦想吐。
③ 痧：原作"沙"，据《卫生易简方》卷三改，下同。
④ 札：同"扎"，缠束。
⑤ 肾缩：指睾丸上缩。

刺十指近爪甲处一分半，出血。陈樟木、陈皮、东壁土等分。水煎，连进三四服。

论大便结燥不可频用下药

《金匮真言》云：北方黑色，入通肾，开窍于二阴，藏精于肾。又云：肾主大便，大便难者，取足少阴。夫肾主五液，津液润则大便如常。饥饱失节，劳役过度，损伤胃气，及食辛热厚味，而助火邪，伏于血中，耗散真阴，津液亏少，故大便燥[①]。只宜生血润肠，不可数用下药。年老气虚，津液不足而结燥者，用四物汤加人参、知母、山药、苁蓉，此三[②]药补而能润。若用巴豆、大黄、牵牛等，取快一时，愈下则津液愈耗，愈耗则愈结，数数下之，速死之道也。大抵治病必究其源，气全年壮者，大黄、枳壳或可用，至牵牛、巴豆，始终宜戒。东垣之论详矣。

薯蓣四物汤 治诸燥枯涩，虚人老人三阴不足，大便秘结，发热作渴，戒用寒凉，宜此药润之。

山药、熟地、当归身尾各一钱，人参、白芍各七分，川芎、丹皮、知母（乳拌炒）各五分，肉苁蓉、枸杞各四分。水煎，食前服。如大便秘结甚，加黄柏（蜜炙）二分，临服时入生蜜一匙，仍斟酌虚实寒热。

通幽汤 治大便难，幽门不通，上冲吸门不开[③]，噎塞，气不得上[④]下，以辛润之。

---

① 肾主大便……故大便燥：语见《兰室秘藏·大便结燥门》。
② 三：疑为“四”之误。上文提到药物有四种。
③ 门不开：原脱，据《脾胃论》卷上补。
④ 上：原脱，据《脾胃论》卷上补。

甘草（炙）、红花各一分，生地、熟地、升麻、桃仁（研）、当归身各一钱。水煎，加槟榔末五分，稍热服。

润肠丸 治脾胃中伏火，大便秘涩，不思食及风结血秘。

桃仁（去皮尖）、麻仁各一两（另研），当归梢、大黄（煨）、羌活各五钱，俱末。蜜丸白汤下。如风燥，加皂角（煨去皮）、秦艽；如脉涩觉气短，加郁李仁。

王瓜根[①]、大猪胆，皆可为导。食盐入芦管，吹谷道内，即通。

老年燥结，肉苁蓉二两，白酒洗去鳞膜，水煎服。

清气在下，则助命门火；故阴气浊气在上，填实肺气，肺不能行降下之令，故大便闭。

大便欲去不去，或着而不出，气虚，了而不了，血虚，俱宜补中。里急后重，初起皆属于热，日久作虚治，补中汤可用。

老年气弱，肠枯而燥结，宜用人参二钱，当归一两，水煎服，即通。

小　便

小便不通，莴苣捣如泥，贴脐上。盐填脐内，艾灸三壮。葱白三斤，切细，慢火炒香熟，帛裹二包，更熨脐下。腹胀，琥珀一钱，为末，人参汤调下。茎中痛，牛膝五钱，酒煮饮，并治暴癥腹中石刺及妇人血结坚痛。

遗尿，乌药为末，每米汤调下二钱，日二服。益智一两半，酒煎温服。鸡肶胵[②]一具，并肠净洗，烧灰。男用雌者，女用

① 王瓜根：即土瓜根。《卫生易简方》作“土瓜根”。

② 肶胵：原作“胫胵”，据《世医得效方》卷七改。鸡肶胵，即鸡内金。

雄者，每二钱，酒调服。

小便多，益智廿四枚，盐少许，水煎服。

用补中益气，小便不利加牛膝。用六味地黄丸，小便①不利加车前子。

赤白浊

肾水虚少，膀胱火盛，小便去涩，所以成浊。盖因思虑过度，嗜欲不节，俾心肾不交，精元失守，则患赤白浊。赤者，心虚有热，由思虑而得；白者，肾虚有寒，因嗜欲而致。河间谓白属热，丹溪谓胃中浊气下流，渗入膀胱。赤者，湿热伤血分；白者，湿热伤气分。大率皆是湿②痰流注，宜燥中宫之湿，用二陈汤以治痰，加苍、白术以燥湿，柴胡、升麻以提胃中之气。

如醉饱后，色欲不节，伤脾损胃，脾来乘肾，土克水也。至小便黄浊，脾脉洪数，肾脉微涩，其证尿下桶如山栀子汁，澄桶底如石灰脚，或如血点凝结，当补养脾胃，宜四炒固真丹主之③。

热烦甚者，宜清心莲子饮（方见遗精）。

滋肾饮　治半月内者，效。

川萆薢（去皮）、麦冬、远志（俱去心）、黄柏（酒浸）、菟丝子、五味子（俱酒炒）各等分，加竹叶、灯心煎，空心服。

菟丝子五两，白茯苓三两，石莲肉二两。共末，酒糊丸，空心盐汤下五十丸。

---

① 小便：原脱，据《医家秘奥》卷二补。

② 大率皆是湿：原作“以致积”，文义不顺，据《古今医鉴》卷八改。

③ 肾水虚少……四炒固真丹主之：语本《古今医鉴》卷八。

益智、菖蒲、萆薢、乌药各一钱半，盐一撮。水煎，食前温服，或加茯苓、甘草①。

菟丝子（蒸）、韭子、茴香、蛇床子（去皮炒）等分。俱末，酒糊丸，盐汤空心下七十丸。

赤浊，莲子（存心）六两、甘草（炙）一两。共末，每灯心汤服二钱。

人参、白术、赤茯苓、香薷、泽泻、猪苓、莲肉、麦冬各五分。水煎服。

白浊，附子炮去皮脐，甘草汤煮，每煎二钱服。

元阳虚惫，精气不固，白浊余沥，并妇人白淫白带。

白茯苓四两（切块），猪苓一两。同煮廿沸，去猪苓，日干，茯苓为末，镕黄蜡四两，丸弹子大，每空心嚼咽一丸，灯心汤下。小便清则止，忌醋。

苍术一斤，分四分，一分茴香、盐各一两，一分川乌、川楝各一两，一分红枣、破故纸各一两。各同炒，俱黄为度。一分酒、醋各八两同煮七沸。去各药，存苍术焙末，醋糊丸桐子大，空心温酒下三十丸。

陈冬瓜仁（炒），为末，空心米饮调服五钱。

① 甘草：原脱，据《古今医鉴》卷八、《医学纲目》卷二十九补。

卷之六

靖江朱凤台慎人甫订定　男廷宫中治甫对读

伤　寒　论

伤寒一症，脉理幽深，死生反掌，最宜详慎。自仲景而后，名贤方书，指不胜屈，但或有论阙方，或有方阙论，或有脉无证，或有证无脉，殊不适用。今庸医一见表证，不问属实属虚，开口便汗；一见里证，不问在阴在阳，动手即攻，遂令内外俱虚，变证蜂起。不知人之表里虚实不同，邪之传变各异，岂可不知所变通耶？况寒之伤人，原无定体，非但始太阳而终厥阴。或自太阳始，日传一经，六日传至厥阴，邪气自衰，不传而愈者[①]；有不罢再传者，有即传者，有间经而传者，有越经而传者，有传至二三经而止者，有始终止在一经者，有自阳分传入乎阴经者，有直中阴经而成真寒症者，有足经客热而传入手经者；有证变而脉不变者，有脉变而证不变者；有取证不取脉者，有取脉不取症者。此皆存乎人之随时济变焉。是故见某症真，宜直攻某症，不必游移，惟似同而异者明之，似是而非者辨之。解表不开，不可攻里，日数虽多，但有表症而脉浮者，尚宜发散。表症解而里症具者，不可攻表。日数虽少，但有里热症而脉沉实者，急宜下之。若无热恶寒，直中阴经，真寒症者，急当温补，切禁寒凉。阳症似阴者下之，阴症似阳者温之。阳毒

① 者：原脱，据《古今医鉴》卷三补。

者分轻重下之，阴毒者分缓急温之。阳狂者下之，阴厥者温之。湿热发黄者利之、下之；血症发热及发斑者清之、下之。谵语者下之、温之；痞满者消之、泻之；结胸者解之、下之。太阳症似少阴者温之，少阴症似太阳者汗之。衄血者解之、止之；发喘者汗之、下之；咳嗽者利之、解之。正伤寒者大汗之、大下之；感冒暴寒者微汗之、微下之；劳力感寒者温散之；瘟疫者微解之、大下之。如此而汗，如彼而下，又如彼而温，则桂枝、承气投之不差，姜附、理中，发而[①]必当，又何至差毫厘而缪千里哉！

以上所言，或出于仲景，或出于节庵[②]，或出于东垣、丹溪等书，其义似无不备矣。而余则犹谓伤寒，当以扶阳为主，而治法又宜随时灵变。如冬月阳气藏于肾，里实表虚，寒邪易入，阳气难于上升。故十神汤中干葛、升麻、白芷，升阳明之阳；紫苏、麻黄，升太阳之阳；川芎，升少阳之阳。阳升而寒邪自散也。至春阳气甚微，饮食七情之气，郁于胸膈，阳气不得上升，故香苏散用香附、陈皮开豁胸膈，使阳气得以直上而无阻也。至夏阴气居于内，而阳气尽发于表，表实里虚，且长夏湿土用事，内多湿热，用猪苓泻上焦，茯苓利中焦，泽泻利下焦，佐以肉桂，以辛热之气，散动湿郁，接引阳气入里，令三物得以下达而成功也。至[③]秋阳气下藏，肺金用事，以湿热内郁，阳气难于降下，故正气散用藿香醒脾，厚朴温胃，紫苏、

① 发而：《寿世保元》卷二作“用之”。义明。

② 节庵：即陶华，字尚文，号节庵，浙江余杭人，明代医家。撰《伤寒六书》。

③ 至：此后原有“于”字，据《医家秘奥》卷一删。

陈皮开豁胸膈，令阳气得以下潜也。今人殊昧此意，反以泄阳[①]为主，岂非仲景之罪人乎！

伤寒死症并脉

两感于寒者死。脉阴阳俱盛，大汗出不解者死。脉阴阳俱虚，热不止者死。脉至乍疏乍数者死。脉至如转索者死。谵语身微热，脉浮大，手足温者生；逆冷，脉沉细，不过一日死矣。伤寒六七日，脉微，手足厥冷，烦躁[②]，灸厥阴脉不还者，属伏阴。伤寒发热，下利厥逆，躁不得卧者死。伤寒发热下利，至甚厥不止者死。结胸症悉具，烦躁[③]亦死。病胁下素有痞，连在脐傍，疼引少腹入阴[④]者，名脏结，死。直视谵语，喘满者死。下利者死。汗多亡阳，谵语喘满者死。

伤寒脉法

伤寒脉，专以浮、中、沉三项，察其阴阳虚实，表里寒热。

浮脉　浮，轻手按之即得，此寒邪初入足太阳经。若浮紧有力，无汗，发热恶寒，头项痛，腰脊强，恶心，拘急，体痛，骨节疼，此寒邪在表。冬时用升麻发表汤，三时用羌活冲和汤。脉若浮缓无力，有汗，恶风发热，头痛，恶心，拘急，体痛，腰脊强，背骨节疼，此风邪在表。宜实表散邪，冬用疏邪实表汤，三时羌活冲和汤。

中脉　中，略重按之而得，为半表半里症。盖阳明少阳，

---

① 当以扶阳为主……反以泄阳：语见《医家秘奥》卷一。
② 躁：原作"燥"，据《伤寒论》卷六改，下同。
③ 躁：原作"燥"，据《伤寒论》卷四改。
④ 阴：《伤寒论》卷四作"阴筋"。

不从标本，从乎中也。长而有力，即微洪，此阳明胃经。微头疼，身热目痛，或眼眶痛，鼻干，不眠，无汗，用柴葛解肌汤；若渴而有汗不解，或已经发汗后，渴不解者，用如神白虎汤，无汗不可服。弦而长多，此少阳胆经，胸胁痛而耳聋，寒热，呕而口苦，目眩，心下满闷，头角微疼，用柴胡双解饮加减治之。

沉脉　沉，按至筋骨间而得。阴阳寒热，在沉脉中分。沉数有力，则为阳明胃腑本病，此表解而热传入里，其恶寒头疼悉除，反见怕热，燥渴，谵语狂妄，揭去衣被，扬手掷足；或潮热自汗，喘急满闷，五六日大便不通，用六乙顺气汤加减下之，大便通而热愈矣。若沉迟无力为寒，此三阴自中真寒证，无头疼身热，口不渴，初病起怕寒，手足厥冷，蜷卧，或兼腹痛吐泻，或战栗，面如刀刮，或吐涎沫。轻则加味理中汤，重则回阳救急汤温之。

辨六经形证

足太阳经　足太阳膀胱经，乃诸阳之首，主气，为四通八达之衢，故多传变，受病为先。其经起于目内眦精明穴，从头下后项，连风府，行身之背，络于足小指至阴穴也。其证头项痛，腰脊强，恶心，拘急，体痛骨节疼，发热恶寒，脉浮紧。是经多血少气，申时气血注此。

足阳明经　足阳明胃经，乃两阳合明[①]于前，腑居中土，万物所归。其经起于鼻頞[②]，络于目，循于面，行身之前，终于

---

① 明：原作“病”，据《古今医鉴》卷三改。

② 頞：原作“额”，据《灵枢·经脉》及《古今医鉴》卷三改。頞，鼻梁。

足大指次指[1]也。其症目痛，鼻干，不眠，头额痛，身微热，恶寒，脉尺寸俱长。是经多血多气，辰时气血注此。

足少阳经 足少阳胆经，前有阳明，后有太阳，两阳交中，名曰少阳，主半表半里，缘胆无出入。其脉起于目锐眦瞳子窌上，上头角，络耳中，循胸胁，行身之侧，终于足小指次指窍阴穴也。其症头角疼而目眩，胸胁痛而耳聋，寒热呕而口苦，或胸满，或心下痞满，脉弦而数。是经多气少血，子时气血注此。

足太阴经 足太阴脾经，乃三阴之首，名曰太阴，中宫坤土。其脉始于足大指隐白穴，上行至腹，络于咽，连舌本，循身之前。其症身热，腹满，咽干，手足温，或自利不渴，或腹时痛，面黯唇青。是经少血多气，巳时气血注此，

足少阴经 足少阴肾经，乃人之根蒂[2]，三阴交中，名曰少阴。其经始于足心涌泉穴，上行贯脊，循喉络舌本，下注心胸，行身之前。其症引衣蜷卧而恶寒，或舌干口燥，谵语，发渴，大便不通，或口中和而恶寒，脉沉。是经多血少气，酉时气血注此。

足厥阴经 足厥阴肝经，乃三阴交尽，名曰厥阴，为六经之尾。其经[3]始于足大指大敦穴，上环阴器，抵小腹，循胁上口唇，与肾脉会于顶颠，行身前之侧。其证烦满囊拳[4]，消渴，舌卷，谵语，大便不通，手足乍温乍冷，脉微缓。是经多血少气，丑时气血注此。

---

① 大指次指：即食指。
② 蒂：原作“带”，据《古今医鉴》卷三改。
③ 经：原作“症”，据上下文例改。《古今医鉴》卷三作“脉”。
④ 拳：通“蜷”。屈曲，卷曲。

辨可发汗

凡头项体痛，或腰痛背强，或身痛拘急，或洒洒恶寒，或翕翕发热，及尺寸脉浮紧，或浮数，或病人烦热不解，皆当汗之。已上属表证而得表脉，固可汗也。

辨不可汗

凡口燥舌干，或口苦咽干，或咽喉痛，或吐血、下血、衄血，或小便淋沥，或大便泻痢，或内伤劳倦，或尺脉微弱，或房劳阴虚，或梦遗泄精，或动气，或风湿、湿温、中暑，或妇人经水适来适断，或气血两虚，或脉微细，或新产血虚，或疮疡，皆不可汗。

辨可下

凡蒸蒸发热，潮热自汗，谵语，烦渴，大便不通；或潮热腹痛，腹胀硬满；或阳明自汗多，胃中燥，大便硬而谵语；或潮热，手足濈濈①汗出，大便难；或五六日不大便，脉滑而疾，绕脐腹硬痛，此有燥屎也；或目中不了了②，睛不和，大便不通；或小便不利，乍难乍易，微热，喘满不卧，亦有燥屎者；或下痢脉滑而数，此有宿食也；或小腹硬满而痛，小水自利，大便黑，此有蓄血也；或腹中满痛，内实燥满，及发班③黄狂乱，扬手掷足，揭去衣被，不大便，脉来沉实、沉数、沉疾、沉滑有力，皆可下者也。

---

① 濈濈：汗出连绵不断貌。
② 了了：清楚。
③ 班：通“斑”。

辨不可下

或头项背腰强痛，拘急有表症；或手足逆冷不温；或六脉虚细，尺脉弱；或腹中时满时减；或腹胀可揉可按；或脐之左右有动气；或腹中如雷鸣；或劳役内伤，血气虚弱；或经水适来适断；或胎前崩漏；或小便清白；或脉虽大而无力；或阳明面冷赤色；或夹阴面赤，皆不可下。

辨可吐

凡病在膈上，及脉大胸满多痰；或食在胃口，脉滑；或胸满郁郁微烦；或胸中懊侬；或胸中郁郁不能食，欲使人按之，而反涎沫[①]；或病人手足厥冷，脉乍结，有寒气在胸中；或寸口脉沉伏，或浮滑有痰，此皆可吐也。

辨不可吐

凡元气虚羸，老弱血气两虚；或房劳阴虚，劳倦内伤；或妇人胎产崩漏，经水适来适断；或脉来虚细无力，皆不可吐也。

辨可温

凡直中阴经，无热恶寒；或口出涎沫，脉来沉迟，虚细无力；或战栗[②]蜷卧，面如刀刮；或腹痛泄泻，四肢逆冷；或膈上有寒，干呕，呕吐不止；或面赤戴阳；或夹阴中寒，面唇青；或下后利不止，清谷不化，脉弱；或阴证舌卷囊缩，手足厥冷；

---

① 而反涎沫：《注解伤寒论》卷八作“而反有涎唾”。义明。

② 栗：原作“慄”，与“慄”形近而误，据文义改。

或清谷泻痢不止；或脉来沉细、沉迟、伏绝，此悉当温也。

辨不可温

凡口燥咽干而渴；或小便赤，身热，揭去衣被，扬手掷足，喜饮冷；或身发斑黄，狂乱潮热；或面赤，大便实，烦躁[①]谵语；或身热，脉来有力；或小水短赤；或脉来沉实、沉数、沉滑，洪大有力，皆不可温。

辨内伤外感

内伤外感，相隔天渊，而治法迥然不同。夫外感乃有余之症，所以寒热齐作而无间，恶寒则寒之极，虽近烈火不除；且外感显在鼻，故鼻气不利，壅[②]盛有力；邪气有余，发言壮厉，先轻后重；手背热而手心不热；左手关尺脉来浮大有力，右手亦浮大有力。冬时用升麻发表汤主之，三时用羌活冲和汤主之。内伤乃不足之病，所以寒热间作而不齐，恶寒弗寒之极，得温暖即解；且内伤显在口，故口不知味，而腹中不和；元气不足，出言懒怯，先重后轻；手心热而手背不热；右手脉来空大无力，左手脉来弦大带数而无浮紧。当以调荣养卫汤主之。若内伤重而外感轻，于温补剂中加表药一二味；若外感重而内伤轻，但宜速速解散，亦须加温补之品一二味也。

辨太阳脉似少阴

深究其旨，均自脉沉发热，以其有头疼，故名太阳症。其

---

① 躁：原作“燥”，据《伤寒撮要》卷二改。
② 壅：原作“拥”，据《万病回春》卷二改。

脉当浮，今反沉者，里虚必寒，正气衰微之所致。今身体痛，故宜救里，使正气内强，逼邪外出。用干姜、生附，亦能汗解。

辨少阴证似太阳

均自脉沉发热，以其无头疼，故名少阴症。阴症当无热，今反热者，寒邪在表，未传在里，但皮肤郁闭而为热。如在里无热，用麻黄、附子、细辛，以发表温经则愈。

辨合病并病

合病者，两阳经或三阳经齐病，不传者为合病。并病者，一阳经先病未尽，又过一经而传者，为并病。若有表证当汗者，以升麻发表汤加减汗之；有里症当下者，以六乙顺气汤加减下之。

辨两感症

两感者，阴阳①双传也。仲景云：太阳与少阴②俱病，头疼恶寒，为太阳邪盛于表；口干而渴，为少阴邪盛于里。阳明与太阴俱病，身热谵语，为阳明邪盛于表；不欲食，腹满，为太阴邪盛于里。少阳与厥阴俱病，则耳聋，寒热，呕而口苦，为少阳邪盛于表；烦满囊拳，为厥阴邪盛于里也。三阳头疼，身热，耳聋，胁痛，恶寒而呕，邪在表也；三阴腹满，干呕，口渴，囊缩，谵语，便实，邪在里也。虽为必死之症，然虚而感深者必死，实而感浅者犹可治。盖表里不可并攻，阴阳难同一

---

① 阴阳：指阴经与阳经。

② 阴：原作“阳”，据《医学入门》卷三改。

治。《活人书[1]》云：伤寒惟两感不治。又云：治有先后，谓如下利清谷，身体疼痛，急当救里，回阳救急汤主之；身体疼痛，清便自调，急当救表，疏邪实表汤主之。下利救里，得温可医，然救表亦不可缓，全在活法，不可拘泥，大法以冲和灵宝饮加减主之。

辨阴阳二厥

阳厥者，先自三阳气分，因感寒邪，起于头疼发热恶寒，已后传进三阴血分，变出四肢厥冷乍温，大便燥实，谵语发渴，扬手掷足，不恶寒，反恶热，脉沉有力。此是传经热病，谓之阳厥。阳极发厥者，即阳极似阴，外虽有厥冷，内有邪热，以六乙顺气汤加减下之。阴厥者，因三阴血分，自受寒邪，其初病起，无身热头疼便恶寒，四肢厥冷，直至臂胫以上，过乎肘膝不温，引衣蜷卧，不渴，或腹痛吐泻，或战栗，面如刀刮，口出涎沫，脉沉无力。此为阴经自中寒症也，谓之阴厥，以回阳救急汤加减温之。

辨传足不传手经谬论

传足不传手者，庸俗之谬论也。人身充满，无非气血所养，昼夜循环，运行不息，焉有止行足不行手之理？况风寒中人，先入荣卫。伤寒者，冬时感寒即病之名。冬乃坎水用事，其气严寒，水冰地冻，在时则足太阳、少阳司其令，触冒之者，则二经受病；其次则少阳、厥阴，继冬而司春令亦受伤。盖风木

---

① 活人书：即《类证活人书》，初名《无求子伤寒百问》，又名《南阳活人书》。宋代朱肱撰。

之令，起于大寒节，正当十二月，至春分后方行温令，故风寒亦能伤之。足阳明、太阴，中土也，与冬时无预①，亦受伤寒者，缘土无定位，寄王于四时，故四时寒热温凉之气，皆能伤之也。况表邪伤寒，必归于脾胃为燥屎，宜承气下之，则胃气和矣。手之六经，主于夏秋，故不伤也。足之六经，盖受伤之方分境界也。若言伤足不伤手则可，以为传足不传手则不可也。设或不传，寒栗鼻塞，喘嗽短气，非传肺乎②？舌苔昏乱，非传心与胞络③乎？泄泻秘结，非传大肠乎？癃闭，非传小肠乎？痞满上下不通，非传三焦乎？且《内经》云：五脏六腑皆受病。岂手经不在内乎？然经言传变不及手经者，以足之六经，可尽周身上下之脉络，而手经已在其内，不必复言尔④。

辨三阴无传经

凡伤寒自三阳传进三阴，入里为尽，无所复传，故言无传经。若言再传者，足传手经也。其三阴直中真寒症，一身受邪，无分经络，亦不再传也。

察伤寒目法

凡治伤寒，先观两目。若目赤，唇焦，舌黑，脉洪数有力，大便实，大渴谵语者，属阳症，法当下之。设大便如常，脉浮洪者，三黄石膏汤主之。若目黄，小便短涩，发渴恶热，薰

① 预：参与，相关。《医学入门》卷四作“与”。

② 传足不传手……非传肺乎：语见《新刊伤寒撮要》卷二。

③ 胞络：指心包络。《医宗必读》卷五作“包络”。

④ 舌苔昏乱……不必复言尔：语见《医宗必读》卷五。

黄①色暗者，属湿热发黄，法当分利阴阳。兼或小腹胀满不痛，燥渴，大便不通者，重则茵陈将军汤，轻则导赤散利②。小便清白，其黄自退。若小水不利，大便黑，小腹满硬而痛，目黄者，属蓄血发黄，宜桃仁承气对子③下之，下尽黑物自愈。如身冷无热不渴，脉沉细而黄者，属阴黄，法当温补，宜加味理中汤主之。若病人睛昏不识人，或目上视，或眼下目瞪直视，或目邪视④，或目睛正圆，或戴眼反折，或眼胞陷下，皆死证也。若病人目睛微定，暂时稍转动者属痰，宜加味导痰汤主之，或吐之，其眼珠自然流动光明也。

察伤寒舌法

病人舌上生苔，湿滑者吉，燥涩者凶。舌上白苔者，胸中有寒，丹田有热，故苔白而滑，未入腑，邪在半表半里，法当和解，柴胡双解饮主之。舌上黄苔者，必燥渴，胃腑有邪，以六乙顺气汤加减下之。舌上黑苔，燥生芒刺者，必燥渴亢极，则难治也，急宜大下。若不燥渴，身不热，舌上黑苔而滑者，属阴寒，以加味理中汤或回阳救急汤温之。若舌卷焦黑而燥者，阳毒热极，亦当下之。若舌青而苔滑，无热不渴者，阴毒寒极，亦当温之。凡看舌鲜红者吉，青黑者凶，青而紫者为阴寒，赤而紫者为阳热，黑者乃水克火，故难治。但见舌硬、舌肿、舌卷、舌短、舌强囊缩者，俱难治之症也。

---

① 薰黄：即“熏黄”，雄黄的一种。

② 重则茵陈……导赤散利：《景岳全书》卷八作“轻则茵陈五苓散，重则茵陈汤，分利小便”。“利”字疑衍。

③ 桃仁承气对子：即桃仁承气汤加减。

④ 邪视：即斜视。

察病人心胸有无痛处法

以手按病人，若当心下痛，手不可近，燥渴谵语，大便实，脉沉有力，为结胸症，量元气虚实，宜从缓治，以六乙顺气汤加减治之。若不渴，脉沉无力，身无热，为寒结胸，宜加味理中汤温之。若口渴有热，饮水多而停于心下，有声作痛者，为水结胸，宜导赤饮加减利之。若咳喘发渴，喉中辘辘有声，胸胁满痛，为痰结胸，用加味导痰汤主之。若心胸虽满闷不痛，是痞满也，乃表邪填于胸中，用柴胡双解饮加枳、桔治之。若按小腹痛而小水自利，大便黑，兼身黄谵语，燥渴而脉沉实者，为蓄血，宜桃仁承气对子下之。若小腹虽胀满，不硬痛，小水不利，即溺涩也，以导赤饮加减利之。不可太利，恐耗竭津液[1]，而反燥渴。若按小腹绕脐硬痛，渴而小水赤，谵语，大便不通[2]，有燥屎也，以六乙顺气汤加减下之。

察大小便通利法

病人大便不通，元气壮实，热渴甚，谵妄，脉沉有力，急宜下；若病稍久，元气虚弱，大便不通，宜从缓治。若绕脐硬痛，渴甚喘急，下痢纯清水，心下硬痛者，有燥屎结实于内，宜以黄龙汤下。如下后痢不止，身疼痛，倦卧沉重，脉反沉迟无力，又当以回阳救急汤温之。若大便自利，不渴，无热，或下痢清谷，身疼痛，倦卧，脉来沉细无力或伏绝，手足厥冷，急宜回阳救急汤温之。若小便不利，口渴，或小便赤色难通，

---

① 耗竭津液：此4字原阙，据《古今医鉴》卷三补。

② 便不通：此3字原阙或漫漶不清，据文义补。《古今医鉴》卷三作“便实”。

乃热结膀胱也，以桂苓饮利之。不可过用利药。

察渴与不渴法

病人大渴，谵语，揭去衣被，扬手掷足，舌生苔刺，脉来有力，大便不通，宜下。若大便如常，小水赤涩，壮热口渴，脉洪数，与汗后脉洪数者，俱用如神白虎汤加干姜、天花粉、竹叶治之。若身热燥渴，呕而口苦，胁痛，脉来弦数，宜柴胡双解饮加干姜、花粉治之。若面赤，脉数大无力或细，足冷，或燥渴，不饮水，虽饮反不纳，此阴极发躁，当以回阳救急汤温之。若口不渴者，知其热邪未传于里；若渴欲饮水，便知热邪入里，因内水消渴，欲得外水自救。大渴欲饮水一升，止可一碗，可令不足，不可令太过。若太过，使水停心下则为水结胸，射于肺为喘为咳，留于胃为噎为哕，溢于皮肤为肿，蓄于下焦为癃，渗于肠间为痢下，皆饮水太过之故。又不可不与，不可强与。经云：若还不与非其治，强饮须教别病生。正此谓也。

用药要诀

发表之药用温，攻里之药用寒，温里之药用热，各有所宜。盖表有邪则阳虚，阳虚则阴盛，必助其阳而后阴衰，故用辛甘轻清之药，以散其阴邪，复其阳气。里有邪则阴虚，阴虚则阳盛，必扶其阴而后阳衰，故用酸苦重浊之味，以助其阴气，泻其阳邪。至于阴经直受寒邪，则为脏病，主阳不足而阴有余，故用辛热之品以温之，所以助阳而抑阴也。若表有邪而不汗之，其邪何从而解？里有邪而不下之，其邪何[1]从而出？脏有寒而不温之，其寒何由而除？大抵阳病当投酸苦之剂，微则用苦，甚则兼用；阴病当投辛甘之药，微则用辛甘，甚则专用。古云：辛甘发散为阳，酸苦涌泄为阴。辛甘者，桂枝、甘草、干姜、附子之类，为能复其阳气也；酸苦者，苦参、大青、葶苈、苦酒之类，为能复其阴气也。

十 六 证

伤寒者，寒伤荣血，脉浮而紧，头痛发热，无汗恶寒。伤风者，风伤卫气，脉浮而缓，头痛发热，有汗恶风。伤寒见风者，既伤于寒，复感风邪，恶寒不躁，其脉浮缓。伤风见寒者，既伤于风，复感寒邪，恶风烦躁，其脉浮紧。温病者，冬受寒邪，来春乃发，发热头疼，不恶寒而渴，脉浮数。温疟者，冬受寒邪，复感春寒。风温者，冬受寒邪[2]，复感春风，头痛身热，自汗身重，嘿嘿欲眠，语言难出，四肢不收，尺寸俱浮。温疫者，冬受寒邪，复感春温时行之气。温毒者，冬受寒邪，春令早热，复感其邪。热病者，冬伤于寒，至夏乃发，头疼，身热恶寒，脉洪盛。伤暑者，暑热为邪，自汗，烦渴，身热，脉虚。伤湿者，感受湿邪，身重而痛，自汗，身不甚热，两胫逆冷，四肢沉重，胸腹满闷。风湿者，既受湿气，复感风邪，肢体重痛，额汗，脉浮。痓者，身热足寒，头项强急，面目赤，口噤头摇，角弓反张。若先受风复感寒，无汗恶寒为刚痓；先受风复感湿，恶风有汗为柔痓[3]。

---

① 何：原作“无”，据《古今图书集成医部全录》卷三百四十六改。
② 邪：原脱，据《医宗必读》卷五补。
③ 伤寒者……为柔痓：语见《医宗必读》卷五。

类伤寒五证①

类伤寒者，似乎伤寒而实非也。或以人迎脉盛，误认为伤寒，禁其饮食，投治混淆，伤生必矣。兹汇相类之症五种，使学者临症洞然。

一、痰：中脘停痰，憎寒发热，自汗胸满，但头不痛，项不强，与伤寒异。

二、食积：胃中停食，发热头痛，但身不痛，气口紧盛，与伤寒异。

三、虚烦：气血俱虚，烦躁发热，但身头不痛，不恶寒，脉不浮紧，与伤寒异。

四、脚气：足受寒湿，头痛身热，肢节痛，便闭呕逆，但脚痛，或肿满，或枯细，与伤寒异。

五、内痈：脉浮数，当发热而恶寒，若有痛处，饮食如常，蓄积有脓也。胸中痛而咳，脉数，咽干，不渴，浊唾腥臭，肺痈也。小腹重按之痛，便数如淋，汗出恶寒，身皮甲错，腹皮肿急，脉滑而数，肠痈也。胃脘痛，手不可近，胃脉细，人迎盛者，胃脘痈也。因人迎盛而误认伤寒，禁其饮食必死。

各项证并方②

表证

发热恶寒、恶风，头目胸胁身痛，腰脊强，鼻干，不眠，耳聋，寒热，呕，脉浮而大，或紧或缓，皆表证也。冬时升麻发

---

① 类伤寒五证：原无，据本文内容及《医宗必读》卷五补。

② 各项证并方：原脱，据目录补。

表汤，三时羌活冲和汤。

里证①

不恶寒，反恶热，掌心、腋下汗出，腹中硬②满，大便不通，腹痛鸣，自利，小便如常，谵语潮热，咽干口渴，舌干烦满，囊缩而厥，唇青舌卷，脉沉细或沉实，皆里证也。六乙顺气汤加减用之。

阴证

身静，气短，少息，目不了了，鼻中呼不出吸不入，水浆不入，二便不禁，面如刀割，色青黑，或喜向壁卧，闭目不欲见人，鼻气自冷，唇口不红，或白或青或紫，手足冷，指甲青紫，小便白或淡黄，大便不实，手按重无大热，若阴重者，冷透手也。回阳救急汤主之。

阴毒

肾本虚寒，或伤冷物，头目痛，腹中绞痛③，身体倦怠，不甚热，四肢逆冷，额上手背有冷汗，恍惚，身痛如被杖，虚汗不止，郑声，呕逆，六脉沉微，或尺衰寸盛，五日可治，六七日难治。回阳救急汤主之。

阴证似阳

烦躁面赤，身热，咽痛，烦渴，脉浮微，手足冷，大便泄，小便清，昏沉多眠，身热反欲得衣，口不渴，指甲黑，此阴盛于内，真阳失守也。回阳反本汤主之。

---

① 证：原作“症”，据上下文例改。下同。
② 硬：原作“鞭”，与“鞕”形近而误，据《医宗必读》卷五改。
③ 痛：原脱，据《医宗必读》卷五补。

阳证

身动，气高而喘，目睛了了，呼吸①能往来，口鼻气热，面赤唇红，口干舌燥，谵语，能饮凉水，身轻如常，小便赤，大便闭，手足温，指甲红。六乙顺气汤主之。

阳毒

邪热深重，失汗下，或误服热药，热毒散漫，舌卷焦黑，鼻中如烟煤，咽喉痛甚，身面锦斑，狂言直走，逾垣上屋，登高而歌，弃衣而走，脉洪大滑促，五日可治，六七日难治。三黄巨胜汤主之。

阳证似阴

手足冷，大便闭，小便赤，烦闷，昏迷，不眠，身寒却不欲衣，口渴，指甲红，脉沉滑，或四肢厥冷，此阳极于内，真阴失守也。六乙顺气汤主之。

发热

翕翕而热者，表也羌活冲和汤主之。

蒸蒸而热着，里也六乙顺气汤主之。

半表半里者，表里俱热，而轻于纯在里也柴胡双解饮主之。

至于②三阴发热，则有腹痛肢冷，脉沉，下痢为异回阳救急汤主之。

潮热属阳明，一日一发，日晡而作，阳明内实也。大便硬者六乙顺气汤主之。

表未罢者柴胡双解饮主之。

---

① 吸：原作“汲”，据《医宗必读》卷五改。

② 于：原脱，据《医宗必读》卷五补。

恶寒

不见风亦恶寒，身虽热，不欲去衣被。发热恶寒者，阳也羌活冲和汤主之。

无热恶寒者，阴也加味理中汤主之。

下证悉具，微恶寒者，表未解也，先解表而后攻里。

下后不解，发热而渴如神白虎汤主之。

恶寒而呕，心下痞者导赤饮主之。

背恶寒而潮热柴胡双解饮主之。

口渴心烦，背微恶寒如神白虎汤主之。

背恶寒，潮热腹满六乙顺气汤主之。

少阴病，口中和，背恶寒加味理中汤主之。

汗后不解，反背恶寒者，虚也温经益元汤主之。

恶风

见风则恶，密室中则无所恶。太阳恶风，无汗而喘升麻发表汤主之。

有汗疏邪实表汤主之。

吐下后不解，表里俱热，时时恶风，燥渴而烦如神白虎汤主之。

汗多亡阳，恶风者调荣养卫汤主之。

自汗

恶风寒而自汗者疏邪实表汤主之。

恶寒自汗者，表虚也调荣养卫汤主之。

自汗恶风寒，表证①罢，里证实也六乙顺气汤主之。

---

① 证：原作“症”，据下文及《医宗必读》卷五改。

汗多，小便利，必津液竭，大便虽硬，不可攻，宜从缓治。

自汗而渴，小便难导赤饮主之。

汗多不止，曰亡阳调荣养卫汤主之。

盗汗在半表半里，胆有热也柴胡双解饮主之。

头汗者，热不得越，阳气上腾谵语六乙顺气汤主之。

心下满，头汗出，水结胸也导赤饮主之。

头汗出，齐颈而还，发黄也茵陈将军汤主之。

头汗出，小便难者死。

手足汗，大便燥，谵语六乙顺气汤主之。

寒不能食，小便不利，水谷不分，手足汗者加味理中汤主之。

头痛

太阴、少阴，有身热而无头疼；厥阴，有头痛而无身热；若身热又头痛，属阳经也。头痛发热，无汗恶寒升麻发表汤主之。

大便六七日不通，头痛有热，小便清者，不在里，仍在表也羌活冲和汤主之。

少阳头痛柴胡双解饮主之。

头痛寒热，寸脉大，痰厥也加味导痰汤主之，或吐之。

厥阴头痛，呕而吐沫加味理中汤主之。

阳明头痛，不恶寒，微恶热，不大便六乙顺气汤主之。

身痛

太阳脉浮，身痛无汗升麻发表汤主之。

阳明下症已见，但身痛者，表未解也升麻发表汤主之。

发热有汗，身痛疏邪实表汤主之。

阳明脉浮，身痛柴葛解肌汤主之。

汗后脉沉迟，身痛，血虚也调荣养卫汤主之。

阴毒呕逆，下痢，身痛如被杖，唇青面黑回阳救急汤主之。

一身尽痛，发热恶寒，面寒疏邪实表汤主之。

一身尽痛，发热面黄，二便反利益元汤主之。

一身尽痛，发热发黄，头汗出，背强，小便利，湿也茵陈将军汤主之。

一身尽痛，发热面黄，热结瘀血也桃仁承气对子主之。

筋惕肉瞤

汗多亡阳，筋肉失养，故惕惕瞤动，兼肢冷者加味理中汤主之。

汗吐下后见此者温经益元汤主之。

胸胁满

胸满多表症柴葛解肌汤主之。

喘而胸满升麻发表汤加石膏主之。

胁下痞硬冲和汤去枣加牡蛎主之。

胸胁俱满，或硬痛，或呕，或不大便，舌上白苔俱柴胡双解饮主之。

邪在胸，汗下之而烦热如神白虎汤主之。

胸中痞硬，气上冲喉，寒也吐之。

阳明少阳合病，下痢，身热胁痛六乙顺气汤主之。

结胸

病发于阳，而反下之，热入于里，故作结胸也。脉浮者，先柴胡双解饮解表，然后下之。

按之则痛，小结胸也六乙顺气汤去硝、黄、枳实，加半夏、黄连、栝蒌实主之。

不按亦痛，大结胸也六乙顺气汤去甘草，加甘遂、桔梗主之。

懊憹躁渴，实热结胸也三黄石膏汤主之。

血结胸者，小腹满，小便不利桃仁承气对子主之。

饮水不散，水结胸也导赤饮主之。

痞

满而不痛，病名曰痞。病发于阴而反下之，因作痞也，轻者桔梗、枳壳之类主之。

胸满脉濡半夏、黄连、人参、甘草、黄芩、干姜主之。

手足温，按之濡，关上浮者黄连、生地、知母、甘草主之。

干呕有水气半夏、黄连、人参、甘草、黄芩、干姜主之。

下痢腹鸣干姜、甘草、人参主之。

胃寒咳逆加味理中汤主之。

关脉沉紧六乙顺气汤主之。

大腹满

六七日不大便，腹满常痛者六乙顺气汤主之。

腹满时痛者疏邪实表汤倍加芍药主之。

腹满吐食加味理中汤加枳、桔主之。

汗后胀满厚朴、半夏、甘草、人参主之。

腹满辘辘有声，水与气也导赤饮加桂枝、半夏主之。

小腹满

胸腹满为邪气，小腹满为有物，小腹满，小便利，蓄血也重者桃仁承气对子主之，轻者加味犀角地黄汤主之。

小腹硬满，小便自利，发狂者桃仁承气对子主之。

小腹满，手足厥冷回阳救急汤主之。

不结胸，小腹满，按之痛，冷结也灸关元穴。

腹痛

阳邪痛者不常，阴寒痛者无休；按而痛甚为实，按而痛减为虚。右关脉实，腹痛便闭六乙顺气汤主之。

下之早，因而腹痛桂枝、芍药、甘草、饴糖、生姜、大枣主之。

阳脉涩，阴脉弦，腹痛泄利疏邪实表汤加芍药一倍。

少阴厥逆，或利而咳回阳救急汤主之。

厥阴小腹痛当归、桂枝、芍药、细辛、甘草、通草主之。

咽痛

少阴症也，不可汗下。脉阴阳俱紧，主无汗，有汗曰亡阳，属少阴，当咽痛猪肤一味主之。

阳毒咽痛，口疮赤烂升麻、栀子、大青、杏仁、黄芩主之。

非时暴寒，附于少阴之经，脉弱，咽痛，必下利回阳救急汤主之。

下利咽痛，手足彻冷，无热证者加味理中汤主之。

胁痛

往来寒热，胁胸痛柴胡双解饮加茯苓主之。

身凉，表证罢，干呕胁痛，有水也导赤饮主之。

呃逆

仲景作咳逆，即此证也。切勿误作咳。脉微细，呃逆，胃寒也橘皮、干姜、半夏、生姜主之。

脉洪大而呃，心火上奔，肺不得纳半夏、甘草、黄芩、人参、黄连、干姜主之。

失下，呃逆，大便实六乙顺气汤主之。

呕吐哕

呕，声物俱出；吐，无声出物；哕，有声无物。太阳阳明合病，当自利；若不利，但呕柴葛解肌汤加半夏主之。

少阳有呕症柴胡双解饮主之。

呕而渴者导赤饮主之。

先渴后呕，水停心下赤茯苓、陈皮、白术、川芎、半夏、人参主之。

先呕后渴，此为欲解当与水饮。

瘥后余热在胃而呕者如神白虎汤主之。

太阳少阳合病，自利而呕黄芩、芍药、甘草、半夏、生姜主之。

寒厥，呕而不渴加味理中汤主之。

呕而发热，心下急，微烦六乙顺气汤主之。

胸中有热，胃中有邪，阴阳不交，腹痛欲吐黄连、甘草、干姜、芍药、人参、半夏、大枣、桂主之。

三阳发热而吐柴胡双解饮主之。

发热，六七日不解，烦渴欲饮，水入即吐导赤饮主之。

虚热少气，气逆欲吐如神白虎汤主之。

寒多而吐加味理中汤主之。

不饮而吐加味理中汤去术加生姜主之。

汗下后，胃虚冷吐加味理中汤主之。

少阴吐回阳救急汤去附子加生姜主之。

吐逆，二便秘，厥逆无脉六乙顺气汤主之。

心下有水气，干呕，身热微喘，或自利麻黄、桂枝、芍药、干姜、甘草、细辛、五味子、半夏主之。

不发热，不恶寒，肋痛干呕导赤饮主之。

自汗，头痛，干呕疏邪实表汤主之。

里寒外热，脉微欲绝，干呕回阳救急汤主之。

咳嗽

有声无痰曰咳，有痰有声曰嗽。太阳证罢，表未解，心下有水气，干呕，发热而咳羌活冲和汤主之。

太阳发热，咳嗽羌活冲和汤主之。

太阳发热，呕哕而咳柴胡双解饮主之。

少阳寒热往来，咳嗽，胸胁满，或泄利柴胡双解饮去枣、参，加五味子、干姜主之。

少阴腹痛，小便不利，四肢沉重，咳嗽者，水气也回阳救急汤主之。

喘

太阳无汗而喘，太阳阳明合病，胸满而喘俱升麻发表汤主之。

邪气壅盛而喘，虽汗而喘不已，宜再汗升麻发表汤加杏仁、石膏主之。

误下，太阳利不止，喘而有汗，脉促葛根、黄连、黄芩主之。

太阳汗后，饮多水停而喘升麻发表汤去麻黄加杏仁，小腹满加茯苓。

太阳下之微喘，表未解也疏邪实表汤加厚朴、杏仁主之。

水停心下，肾气乘心为悸为喘导赤饮主之。

阴喘，脉伏而逆加味理中汤主之。

喘而气促腹满六乙顺气汤主之。

烦躁

太阳中风，脉浮紧，发热恶寒，身痛无汗，烦躁羌活冲和汤主之。

烦躁消渴导赤饮加辰砂主之。

下利咳呕，烦躁猪苓、泽泻、滑石、茯苓、阿胶主之。

下利咽痛，胸满而烦猪肤一味主之。

自汗烦躁，小便多芍药、甘草主之。

少阴心烦不卧黄连、生地、知母、甘草主之。

少阴吐利，手足厥冷，烦躁欲死回阳救急汤主之。

下后复发汗，昼则烦躁，夜则安静，不渴无热加味理中汤主之。

六七日无大热，阴盛格①阳，身冷脉细，烦躁不饮水回阳救急汤主之。

阴躁欲坐井中回阳救急汤主之。

懊侬

懊者，烦恼；侬者，郁闷，比烦躁更甚。汗吐下后，虚烦不眠，甚则懊侬；阳明脉浮，咽燥②，腹满而喘，发热汗出，恶热懊侬俱如神白虎汤主之。

阳明病下后懊侬，有燥屎六乙顺气汤主之。

短气，烦躁懊侬六乙顺气汤主之。

阳明无汗，小便不利，懊侬发黄茵陈将军汤主之。

战栗

战者身动，栗者鼓颔③，邪欲解也。栗而不战，阴盛阳虚回阳救急汤主之。

悸

心中筑筑然动，怔忡不安，脉结代，心悸炙甘草汤主之。

伤寒三四日，心悸而烦桂枝、芍药、甘草、饴糖、生姜、大枣主之。

汗发过多，心悸喜按桂枝、甘草主之。

心神不宁，怔忡不卧调荣养卫汤主之。

---

① 格：原作“隔”，据《医宗必读》卷五改。

② 燥：原作“躁”，据《医宗必读》卷五改。

③ 鼓颔：原作“股凛”，义不明，据《医宗必读》卷五改。

少阴病厥逆，心下悸回阳救急汤主之。

饮水多而悸，虽有他邪，亦先治水导赤饮主之。

寒热心悸，小便不利，心烦喜呕柴胡双解饮主之。

少阳发汗，谵语，悸动柴胡双解饮主之。

渴

或因热耗津液，或因汗下过多。太阳脉弦而渴柴胡双解饮加天花粉主之。

太阳表不解，有水气者麻黄、桂枝、芍药、甘草、干姜、细辛、瓜蒌主之。

胁下痛，手足温而渴柴胡双解饮去半夏加天花粉主之。

厥阴病，消渴，气上冲心茯苓、白术、甘草、桂枝主之。

汗下后，寒热，胸胁满，小便不利，头汗心烦，渴而不呕柴胡、黄芩、桂枝、干姜、甘草、栝蒌根、牡蛎主之。

太阳脉浮而渴疏邪实表汤主之。

脉浮发热，渴欲饮水，小便不利猪苓、泽泻、滑石、茯苓、阿胶主之。

少阴下利，咳而呕，渴烦不得眠同上。

汗吐下后，六七日不解，表里俱热，恶风大渴如神白虎汤主之。

汗后脉大而渴同上。

夏至左右，虚烦而渴，发热不恶寒竹叶、麦冬、人参、甘草、石膏、半夏、粳米主之。

小便不利而渴，必发黄①茵陈将军汤主②之。

---

① 发黄：原漫漶不清，据《医宗必读》卷五改。

② 汤主：原阙，据文义补。

少阴自痢而渴，小便清利，下焦虚寒①回阳反②本汤主之。

心烦，但欲寐，或自利而渴，少阴也加味理中汤主之。

阳明脉长而实，有汗而渴六乙顺气汤主之。

口燥咽干

引饮曰渴，不引饮③曰燥干。少阳邪在中焦，口苦舌干，不甚渴，脉弦柴胡双解饮主之。

口干，脉浮紧微数知母、石膏、甘草、粳米、人参主之。

阳明无大热，背恶寒，口燥咽干同上。

少阴病二三日，口燥咽干，急下之六乙顺气汤主之。

漱水不欲咽

此症属阳明，热在经，不在腑也。阳明身热，头痛脉微，漱水不欲咽，必发衄加味犀角地黄汤主之。

外症无寒热，漱水不欲咽，必发狂，此蓄血也桃仁承气对子主之。

发狂

热毒在胃，并于心，神志不定而狂，少卧不饥，妄言笑，登高而歌，弃衣而走，逾垣上屋。六七日未得汗，脉洪数，面赤目胀，大热烦躁葶苈、苦酒、艾汁主之。

阳毒发狂，斑烂，谵语三黄巨胜汤主之。

火劫汗多亡阳，烦躁惊狂三黄石膏汤主之。

三阳热极，脉大身热，渴而狂六乙顺气汤主之。

阳毒发狂，眼赤，脉洪，口渴三黄石膏汤主之。

---

① 虚寒：原阙，据《医宗必读》卷五补。
② 反：原作“返”，据上下文例改。
③ 饮：原脱，据《医宗必读》卷五补。

血上逆则喜忘，血下蓄则如狂六乙顺气汤主之。

脉弦长而狂同上。

阳胜阴绝，发狂谵语，面赤咽痛，发斑，脉洪实或滑促，宜酸苦之药，收阴抑阳，大汗而解葶苈、苦酒、生艾汁之类。

谵语

胃热乘心，神识昏冒，妄言不休，实则谵语，虚则郑声。谵语者，数数更端，声高脉实；郑声者，只将一事一语，郑重谆复，声低脉微，极当明辨。已发汗，身和，谵语柴胡、黄芩、半夏、甘草、肉桂主之。

妇人经水适来，热入血室，谵语柴胡双解饮主之。

谵语不恶寒，反恶热知母、石膏、甘草、粳米主之。

烦躁不眠同上，加栀子。

三阳合病，腹满身重，口中不和，面垢谵语，遗尿，脉滑实，不可下同上，去栀子。

腹满微喘，口干咽烂，或不大便，谵语，是因火劫同上。

身热汗出，胃热谵语，或下利谵语六乙顺气汤主之。

下利谵语，必有燥屎同上。

谵语，小便利，大便实，小腹满，手不可近，为瘀血桃仁承气对子主之。

郑声脉微，自痢厥逆温经益元汤主之。

气虚独言，脉细弱者加味理中汤主之。

自利

太阳与阳明合病，自利柴葛解肌汤，呕者加半夏。

太阳与少阳合病黄芩、芍药、甘草主之。

自利而渴，属少阴知母、石膏、甘草、粳米主之。

自利下血柏皮、黄连、黄芩主之。

少阴肾虚，客热下利，咽痛，胸满心烦猪肤一味主之。

协热自利，脐下必热白头翁、黄柏、秦皮、黄连主之。

温毒下利脓血赤石脂、糯米、干姜主之。

下后脉数不解，自利不止，必协热，当便脓血加味犀角地黄汤主之。

自利不渴，属太阴加味理中汤主之。

自利清谷，脉微回阳救急汤主之。

自利腹寒痛，手足冷加味理中汤主之。

自利不止，里寒下脱赤石脂、糯米、干姜主之。

郁冒

郁结而气不舒，昏冒而神不清。太阳误下利不止，复发汗，表里俱虚，郁冒渍形为汗；吐下后，复发汗，又与水，哕而冒加味理中汤主之。

热而郁冒，不得卧，有燥屎六乙顺气汤主之。

瘛疭

热极生风，风主动，故瘛疭。瘛则筋急而缩，疭则筋缓而伸，或缩或伸，动而不定。汗出时，盖覆不周，腰背手足搐搦牛蒡根、麻黄、牛膝、天南星主之。

脉浮数，有风热防风、川芎、薄荷、葛根、桂枝之类。

血不养筋秦艽、当归、白芍、川芎主之。

动气

脏气不调，肌肤间筑筑跳动，随脏所主，而见于脐之左右上下。独不言当脐者，脾为中州，以行四脏之津液，左右上下皆不可汗下，何况中州，其敢轻动乎？此症须手探，切勿忽略。四旁有动气加味理中汤主之。

刚柔二痉

痉病者，外证发热恶寒，与伤寒相似，但项背反张，手足挛搐，卒口噤[①]，便秘，如发痫状为异耳。有刚柔之分，刚痉者，起于太阳，先伤于风，重感于寒，发热，无汗，恶寒，脉弦长劲急，胸满口噤，卧不着席，脚挛急，咬齿，眼开，甚则搐搦反张柴葛解肌汤主之。

柔痉者，起于太阳，先伤于风，重感于湿，有汗，不恶寒，脉迟濡细弦，四肢不收，时或搐搦，闭目合面疏邪实表汤主之。

刚柔二痉通用如圣饮亦可。

手足厥逆

四肢冷，谓之四逆，即名为厥。厥逆，脉沉细，蜷卧恶寒，引衣自覆，不饮水，下利清谷回阳救急汤主之。

手足指微冷，谓之清加味理中汤主之。

少阴病吐利，厥逆，烦躁欲死回阳救急汤主之。

厥而恶热，不眠，谵语知母、石膏、甘草、糯米主之。

邪在胸中，手足厥逆，脉乍紧吐之。

先发热而后厥，手扬足掷，烦躁饮水，畏热，大便秘，小便赤，怫郁，大抵热深厥亦深，脉沉滑，头面有汗，指甲温，皆伏热也六乙顺气汤主之。

头眩

上虚则眩。半表半里，表中阳虚目眩柴胡解肌汤主之。

口苦，咽干，头眩柴胡双解饮主之。

阳明头眩，不恶寒，能食而咳茯苓、白术、甘草、干姜主之。

---

① 噤：原作“禁”，据《医宗必读》卷五改。

太阳病发汗，汗不止，眩冒，身瞤动，振振欲擗地温经益元汤主之。

衄血

鼻血出。太阳病衄血，及服桂枝后衄血者，为欲解加味犀角地黄汤主之。

脉浮大，发热，下利，鼻衄，干呕黄芩、芍药、甘草主之。

衄，烦渴欲饮水，水入即吐先服导赤饮，次服竹叶、石膏、麦冬、人参、半夏、甘草、粳米之类。

少阴病，但厥无汗而强发之，必衄，名下厥上竭，为难治当归、桂枝、芍药、甘草、细辛、通草主之。

吐血

当汗不汗，热毒深入，故吐血，内有瘀积也桃仁承气对子主之。

服桂枝后吐血加味犀角地黄汤主之。

血紫黑成块，脉迟细，口不渴，小便清加味理中汤加丹皮主之。

蓄血

太阳病不解，热结膀胱，发狂，血自下疏邪实表汤主之。

热在下焦，小腹急满，小便自利，其人如狂桃仁承气对子主之。

下血

太阳病不解，其人如狂，热结膀胱，血自下者愈。若不愈疏邪实表汤主之。

小腹急满桃仁承气对子主之。

少阴下血赤石脂、糯米、干姜主之。

腹满身热，下脓血黄连、阿胶、地榆主之。

小便不利

已汗复下，小便不利，心烦柴胡双解饮主之。

太阳汗后，脉浮，小便不利，微热而渴导赤饮主之。

身黄，小便不利，腹微满茵陈将军汤主之。

小便不利，大便乍难乍易，微热，有燥屎也六乙顺气汤主之。

风湿自汗，身重，小便不利甘草、附子、白术、桂枝主之。

热郁不通用螺捣朴硝，少加麝，如泥，贴脐上。

寒郁不通炒盐熨脐下。

小便自利

太阳病，小便自利，以饮水多，心下悸茯苓、桂枝、甘草、白术主之。

身黄，小便不利，今反自利，其人如狂，下焦畜[1]血桃仁承气对子主之。

热而小腹满，应小便不利，今反自利，畜血也同上。

二便俱利，脉沉迟回阳救急汤主之。

小便数

频来短少曰数。太阳汗吐后，小便数，谵语六乙顺气汤主之。

太阳自汗，四肢拘急，心烦，微恶寒，小便数甘草、干姜、芍药主之。

发黄

发热头汗，渴欲饮水，小便利，大便快，发黄导赤饮主之。

小便不利，四肢沉重，似疟，不欲饮茵陈将军汤主之。

伤冷脉虚，小便如常，变为阴黄加味理中汤加茵陈主之。

---

① 畜：同“蓄”。《医宗必读》卷五作“蓄”。下同。

下太过，脾虚津竭，饮水自伤，此阴湿变黄加味理中汤加茵陈主之。

热不去，瘀血发黄，小便微利桃仁承气对子主之。

发斑

热甚伤血，里实表虚，发为斑。斑见紫黑者，死。或阳证误温，或当汗失汗，当下失下，或汗下未解，或下早热邪入胃，或下迟热留胃中，皆发斑。

阳毒热结，舌卷焦黑，鼻如烟煤，狂言见鬼，面赤锦斑三黄巨胜汤主之。

温毒烦渴，便实腹痛，赤斑六乙顺气汤主之。

汗下虚极发斑如神白虎汤主之。

通用消斑青黛饮。

狐惑

失汗所致，食少胃空，虫啮五脏，故唇口生疮。虫食其脏，则上唇生疮为惑；虫食其肛，则下唇生疮为狐。其候齿燥声哑，恶食，面目乍赤、乍白、乍黑，舌上白苔，唇黑，四肢沉重，喜眠。

清热犀角、黄连、乌梅、生地主之。

声哑桃仁、槐子、艾主之。

杀虫雄黄、桃仁、苦参、青葙子、黄连为膏，纳谷道中。

多眠

太阳病，脉细多眠，外已解也柴胡双解饮主之。

尺寸沉细，但欲寐者，少阴证也回阳救急汤主之。

阳脉浮滑，阴脉濡弱，多汗，或发汗后，身犹灼热，喘息多眠，风温也萎蕤、石膏、干葛、川芎、羌活主之。

不得眠

安卧曰眠。吐下后不眠茯神、枣仁、当归、麦冬主之。

大热，呕，错语不眠黄连、黄芩、黄柏、栀子主之。

太阳大①汗，胃干不眠，欲饮水者，少少与之。

脉浮，小便不利，不眠导赤饮主之。

下后复发汗，不眠，无表症，脉沉干姜、附子主之。

短气

呼吸短促，不能接续，似喘而不摇肩，似呻吟而无痛。汗出不彻，故短气柴葛解肌汤加人参主之。

腹满短气，邪在表为虚甘草、附子、白术、桂枝主之。

风湿相搏，汗出短气，小便不利，恶风不欲去衣同上。

水停心下，短气导赤饮主之。

太阳下早，心下硬，结胸短气六乙顺气汤主之。

蛔厥

脏寒，故食即吐蛔，胃中虚冷加味理中汤主之。

吐蛔而渴加味理中汤加大黄入蜜利之。

百合病

似寒无寒，似热不热，欲食不食，欲卧不卧，欲行不行，嘿嘿不知所苦，如见鬼状，小便赤。病后失调，攻下非法，故成百合病柴胡百合汤主之。

阴阳易

男病新瘥，女与之交，曰阳易；女病新瘥，男与之交，曰

① 大：原作“太”，据《医宗必读》卷五改。

阴易。细考之，即女劳复也逍遥汤主之。

新瘥后，大虚，因交复作，垂死独参汤调烧裈散主之。

劳复

非但强力持重，若梳沐微劳及七情，皆复也。脉虚者调荣养卫汤主之。

挟外证者，则谓之复，非为劳也柴胡双解饮主之。

食复

新瘥胃虚，食稍多则复，羊肉及酒尤忌。腹满脉实，烦热便秘加减调中饮主之。

消导后，热不退调荣养卫汤主之。

过经不解

十二日当愈不愈，则再传，是为过经。潮热者，实也先与柴胡双解饮，外已解，加芒硝。

呕微烦六乙顺气汤主之。

过经谵语，脉实，当下同上。

合病

两经、三经齐病，不传者为合病。三阳合病，腹满身重，口中不和，谵语遗尿，不可汗下知母、石膏、甘草、粳米主之。

太阳阳明合病，脉浮长，大便硬，小便利大黄、枳实、厚朴、白芍药、麻子仁、杏仁主之。

少阳阳明合病，脉弦长，因发汗，因利小便，胃中燥实六乙顺气汤主之。

太阳少阳合病，脉浮弦，胁下硬，往来寒热柴胡双解饮主之。

脉长自利者①为顺，滑而数者为负，有宿食六乙顺气汤主之。负者，克贼也。

并病

一经先病未尽，又过一经之传者，为并病。或始则二阳合病，后则一阳病②衰，一阳邪盛，归并于一经，二者皆并病也。太阳阳明并病，太阳病发汗不彻，转属阳明，续自微汗出，不恶寒，若面色怫郁，痛无常处，是阳明复并归太阳，当再汗之升麻发表汤主之。

太阳证罢，但见阳明症者，下之六乙顺气汤主之。

太阳少阳并病，头痛太阳眩冒，心下痞当刺肺穴、肝穴③、大椎，慎勿下。

太阳不胜，阳明不负，不相克为顺。

少阳脉胜，阳明脉负，鬼贼相克为逆。

瘥后昏沉

因发汗不透，余毒在心胞络④也。汗出时盖覆不周，则汗出不均，腰背手足搐搦，或冷或热牛蒡根、麻黄、牛膝、天南星主之。

瘥后腰已下有水气牡蛎、泽泻、葶苈、瓜蒌根主之。

升麻发表汤⑤　即麻黄汤加减。治冬月正伤寒，头痛如斧劈，发热如火炽，恶寒脊强，脉浮紧，无汗，为表症。此足太阳膀胱经受邪，当发汗。

麻黄、桂枝、甘草、杏仁、升麻、川芎、防风、白芷、

---

① 者：原脱，据《医宗必读》卷五补。

② 病：原脱，据《医宗必读》卷五补。

③ 肺穴、肝穴：《医宗必读》卷五作“肺俞、肝俞”。义胜。

④ 心胞络：即心包络。

⑤ 升麻发表汤：以下至本卷结束，语本《赤水玄珠》卷十八《伤寒门》。

羌活。

本经发热恶寒，头痛，无汗而喘者，本方加干葛，去升麻。

本经发热恶寒，身作痛者，本方加苍术、芍药，去杏仁。

本经发热恶寒，身痒面赤者，以其不得小汗出故也，本方去白芷、升麻、杏仁，加柴胡、芍药。

本经发热恶寒，头痛，忽然饱闷者，本方加枳壳、桔梗。

本经感寒深重，服汤无汗者，宜再服，至二三剂仍无汗者，死。

本经汗后不解者，宜再服，量症轻重，用麻黄、升麻，分多寡为当。水二、姜三、葱白二①，捶法，加江西豆豉一撮，煎，热服，取汗如神。宜厚被覆首，中病即止，不得多服。

疏邪实表汤 即桂枝汤加减。治冬月正伤风，头痛发热，恶寒脊强，脉浮缓，自汗，为表症。此足太阳膀胱经受邪，当实表散邪。无汗者不可服。

桂枝、芍药、甘草、防风、川芎、羌活、白术。如汗不止加黄芪，喘加柴胡、杏仁，胸中饱闷加枳壳、桔梗。姜枣捶法，加胶饴二匙，煎，温服。

羌活冲和汤 以代桂枝、麻黄、青龙各半等汤，此太阳经神药也。治春夏秋非时感冒，暴寒头疼，发热恶寒，脊强，无汗，脉浮紧。此足太阳膀胱经受邪，是表证，宜发散，不与冬时正伤寒同治法。此汤非独治三时暴寒，春可治温，夏可治热，秋可治湿，治杂症神效（本方加减开后）。

羌活、防风、黄芩、白芷、甘草、生地、川芎各一钱，苍

① 水二……葱白二：《赤水玄珠》卷十八作“水二盅，姜三片，葱白二茎”。义明。

术一钱五分，细辛五分。如胸中饱闷，加枳壳、桔梗，去生地。

夏月，本方加石膏、知母，名神术汤。如服此汤后不作汗，本方加苏叶。若喘而恶寒身热，本方加杏仁、生地。汗后不解，宜再服。汗下兼行，加大黄①，釜底抽薪法。

春夏秋感冒非时伤风，亦有头疼，恶寒身热，脉浮缓，自汗，宜实表，本方去苍术，加白术。汗不止加黄芪，即加减冲和汤。再不止，以小柴胡加桂枝、芍药一钱，效。姜枣煎，捶法，加葱白捣汁五匙，入药再煎一二沸。如发汗热服，止汗温服。

柴葛解肌汤　即葛根汤加减。治足阳明胃经受症②，目痛鼻干，不眠，微头疼，眼眶痛，脉来微洪，宜解肌，属阳明经病。其正阳明腑病，别有治法。

柴胡、干葛、甘草、黄芩、芍药、羌活、白芷、桔梗。

本经无汗恶寒甚者，去黄芩，加麻黄。冬月宜加，春宜少，夏秋去之，加苏叶。

本经有汗而渴者，治法开③如神白虎汤下。姜枣捶法，加石膏末一钱，煎，热服。

柴胡双解饮　即小柴胡汤加减。治足少阳胆经受证，耳聋，胁痛，寒热，呕而口苦，脉来弦数，属半表半里，宜和解。此经胆无出入，不可汗、下、吐，止有小柴胡一汤，随病加减。

柴胡、黄芩、半夏、甘草、人参、陈皮、芍药。

本经证小便不利者，加茯苓。

本经呕者，入姜汁、竹茹。胁痛加青皮，痰多加瓜蒌仁、

---

① 大黄：此后《赤水玄珠》卷十八有“乃”字。义胜。

② 症：依下文例，当为“证”。《赤水玄珠》卷十八作“邪”。

③ 开：罗列，列举。《赤水玄珠》卷十八作“在”。

贝母，寒热往来似疟者加桂枝。渴者去半夏，加天花粉、知母。齿燥无津液加石膏，去半夏。嗽者加五味子、金沸草。坏症加鳖甲。

本经症心下饱闷，未经下者，非结胸，乃表邪传至胸中，未入乎腑证。虽饱闷，尚为在表，只消小柴胡加枳壳，未效，就以本方对小陷胸加枳壳，一服豁然。虚烦类伤寒证，本方加竹叶、炒粳米。

本经与阳明经合病，本方加葛根、芍药。

妇人热入血室，加当归、红花；男子热入血室，加生地。老妇伤寒无表症，其热胜者，本方加大黄，极甚者加芒硝。姜枣捶法，入生艾汁三匙，煎，温服。

桂枝大黄汤 即桂枝汤加减。治足太阴脾经受证，腹满而痛，咽干而渴，手足温，脉来沉而有力，此因邪热从阳经传入阴经也。

桂枝、芍药、甘草、大黄、枳实、柴胡。

本经腹满，不恶寒而喘，加腹皮，去甘草。姜枣煎，临服捶法，入槟榔磨水三匙，热服。

加味理中汤 即理中汤加减。治足太阴脾经受症，自利不渴，手足温，身不热，脉来沉而无力，此属脏寒，法当温里。

干姜、白术、人参、甘草、肉桂、陈皮、茯苓。

厥阴消渴，气上冲心，饥不欲食，食即吐蛔，腹满，大便实者，本方加大黄、蜜少许，利之。本经腹濡满，依本方去甘草。本经呕吐者，入半夏、姜汁。本经蜷卧沉重，足冷，利不止者，少加附子。利后身作痛，急温之，加附子。自利腹痛，入木香磨姜汁调服，和之。姜枣煎，临服入炒陈壁土一匙，捶法调服，取土气以助胃气。

茵陈将军汤 即茵陈汤加减。治足太阴脾经，腹痛，身目发黄，小水不利，大便实，发渴，或头汗至颈而还，脉来沉重。

大黄、茵陈、山栀、甘草、厚朴、黄芩、枳实。

大便自调者，去大黄、厚朴，加大腹皮，利小便，清为效。水、姜捶法，加灯心一握，煎，热服。

导赤饮 即五苓散加减。治小便不利，小腹满，或下焦蓄热，或引饮过多，或小水短赤而渴，脉来沉数者，先利小便。惟汗后亡津液，与阳明汗多者，则戒利小便。

茯苓、猪苓、泽泻、桂枝、白术、甘草、滑石、山栀。

中湿身目黄者，加茵陈。水结胸证加木通、灯心。如小水不利，而见头汗出者，乃阳脱也。自①得病起无热，但狂言烦躁不安，精采②不与人相当，此汤治之。姜、灯心捶法，入盐五分调服。

六乙顺气汤 此代大承气、小承气、调胃承气、大柴胡、三乙承气汤③、大陷胸等汤之神药也。本方加减开后。治伤寒热邪传里，大便结实，口燥咽干，怕热谵语，揭衣狂妄，扬手掷足，斑黄阳厥，潮热自汗，胸腹满硬，绕脐疼痛等证。

大黄、枳实、黄芩、厚朴、甘草、柴胡、芒硝、芍药。

潮热自汗，谵语发渴，扬手掷足，揭去衣服，狂妄斑黄，大便实者，俱属正阳明胃腑病，依本方。

口燥咽干，大便实者，属少阴，依本方。

怕热发渴，谵妄，手足乍冷乍温，大便实者，阳厥证，属厥阴，依本方。舌卷囊缩者难治，急下之。

---

① 自：原脱，据《赤水玄珠》卷十八补。
② 精采：精神，神采。
③ 三乙承气汤：即三一承气汤。《赤水玄珠》卷十八作“三一承气汤”。

下利纯清水，心下硬痛而渴者，属少阴，依本方。

谵语发渴，大便实，绕脐硬痛者，有燥屎，依本方。

热病，目不明，谓神水①已竭，不能照物，病已笃矣，权且急下，依本方。

转屎气者，谓下泄也，有燥粪，当下，依本方。如更衣②者，止后服，不必尽剂；不更衣者，宜再少与，大便通者愈。

结胸证，心下硬痛，手不可近，燥渴谵语，大便实者，依本方去甘草，加甘遂③、桔梗。凡伤寒④过经，及老弱并血气两虚者，或妇产后有下证，或下后不解，或表证未除而里证又急，不得不下者，用此汤去芒硝下之则妥，盖恐硝性燥急也。凡伤寒邪热传里结实，须看热气浅深用药。若乱投大黄、芒硝汤剂下之，致枉死者多矣。余谓伤寒之邪，传来非一，治亦非一耳。病有三焦俱伤者，则痞满燥实坚急全⑤俱，宜大承汤，厚朴苦温以去痞，枳实苦寒以泄满，芒硝咸寒以润燥软坚，大黄苦寒以泄实去热，病斯愈矣。邪在中焦，则有燥实坚三证，故用调胃承气汤，以甘草和中，芒硝润燥，大黄泄实，不用枳实、厚朴者，恐伤上焦虚无氤氲之元气，调胃之名，自此立⑥矣。上焦受伤，则痞而实，用小承气汤，枳实、厚朴之除痞，大黄之泄实，不用芒硝，恐伤下焦血分之真阴，谓不伐其根本也。若夫大柴胡汤，则有表证未除，而里证又急，不得不下者，只得以此汤通表里而缓治之。犹有老弱及血气两虚者，亦宜用此。

---

① 神水：《赤水玄珠》卷十八作“肾水”。
② 更衣：指排便。
③ 甘遂：原作“乾遂”，据《赤水玄珠》卷十八改。
④ 寒：原作“食”，据《赤水玄珠》卷十八改。
⑤ 全：原脱，据《赤水玄珠》卷十八补。
⑥ 立：原漫漶不清，据《赤水玄珠》卷十八改。

故经云：转药孰紧？有芒硝者紧也。大承气最紧，小承气次之，大柴胡又次之，其大柴胡加大黄，小柴胡加芒硝，方为转药，盖为病轻者设也。仲景又云：荡涤伤寒热积，皆用汤药。

水二钟，先滚三沸，后入药煎至八分。捶法，临服入铁秀水①三匙，调服，效。取铁性沉重之义，最能坠热开结。

如神白虎汤 即白虎汤加减。治身热渴而有汗不解，或经汗过渴不解，脉来微洪。

石膏、知母、甘草、人参、山栀、麦门冬、五味子。

心烦者加竹茹一团。如大渴心烦，背恶寒者，依本方去山栀，加天花粉。不渴不可服。枣、姜捶法，加淡竹叶，煎，热服。

三黄石膏汤 治阳毒发斑，身目面黄如涂朱，眼珠如火，狂叫欲走，六脉洪大，燥渴欲死，鼻干面赤齿黄，过经不解，已成坏证，表里皆实。欲发汗，则热不退；又复下之，大便遂频，小便不利；亦有错治温症而成此症者。又八九日，已经汗下后，脉洪数，身壮热，拘急沉重，欲治其内而表未解，欲发其表则里症又急，趑趄②不能措手，待毙③而已。殊不知热在三焦，闭塞经络，津液枯竭，荣卫不通，遂成此症。又治汗下后三焦生热，脉洪数，谵语不休，昼夜喘息，鼻时加衄，身目俱黄，狂叫欲走者。

石膏五钱，黄芩、黄连、黄柏各七钱，山栀三十个，麻黄一钱，香豉二合。姜、枣捶法，入细茶一撮，煎服。

三黄巨胜汤 治阳毒发斑，狂乱妄言，大渴叫喊，目赤，

① 铁秀水：即铁锈水。《赤水玄珠》卷十八亦作“铁锈水”。
② 趑趄：形容疑惧不决。
③ 毙：原作“鳖”，据《赤水玄珠》卷十八改。

脉数，大便燥实不通，上气喘急，舌卷囊缩，难治者，权以此汤劫之。三黄石膏汤内去麻黄、豆豉，加大黄、芒硝是也。

姜、枣煎，捶法，临服入泥浆水二匙，调服即安。

冲和灵宝饮 治两感伤寒，起于头痛恶寒，发热口燥舌干，以阳先受病多者，先以此汤探之，中病即愈。

羌活、防风、川芎、生地黄、细辛、黄芩、柴胡、甘草、干葛、白芷、石膏。

姜、枣捶法，入黑豆一撮，煎，温服，取微汗愈。如不愈，表症多而甚急者，方可用麻黄、葛根为解表；如里症多而甚急者，先以调胃承气为攻里是也。

如以阴经自中病，发热下利，身疼痛，脉沉细无力，不渴，倦卧昏重者，又当先救里温之，回阳救急汤。是分表里寒热而治，此权变法也。

桃仁承气对子 即桃仁承气汤加减。治热邪传里，热蓄膀胱，其人如狂，小便自利，大便黑，小腹满痛，身目黄，谵语燥渴，为蓄血症，脉沉有力，服此下尽黑物则愈。未服前血自下者为欲愈，不宜服。

桃仁、桂枝、芒硝、大黄、芍药、柴胡、青皮、当归、甘草、枳实。

姜煎，捶法，入苏木煎汁三匙调服。

消斑青黛饮 治热邪传里，里实表虚，血热不散，热气乘于皮肤而为斑也。轻则如疹子，重则如锦纹，重甚则斑烂皮肤。或本属阳症，误投热药，或当下不下，或下后未解，皆能致此。遇此不可发汗，重令开泄，更加斑烂也。然斑方萌，类蚊迹，发斑多见于胸腹，蚊迹只在手足。阳脉洪大，病人昏愦，先红后赤者斑也；脉不洪大，病人自静，先红后黄者，蚊迹也。或大便自利，怫郁气短，燥屎不通，又如果实靥者，虽卢医①不能施巧矣。凡汗下不解，足冷耳聋，烦闷咳呕，便是发斑之候。

黄连、甘草、柴胡、玄参、生地黄、山栀、犀角、青黛、人参、知母、石膏。

大便实者，去人参加大黄。姜、枣煎，捶法，入苦酒一匙，调服。

生地芩连汤 治鼻衄成流，久不止，或热毒入深，吐血不止。

黄芩、山栀、桔梗、甘草、生地黄、黄连、柴胡、川芎、芍药、犀角（如无，将升麻代）。

外用劫法，水纸搭于鼻冲。如去血过多，错语失神，撮空闭目，不知人事者，同治法。枣煎，捶法，入茅根捣汁，磨京墨②调饮，如无茅根，以藕捣汁。

加味犀角地黄汤 治烦躁，漱水不下咽者，属上焦有瘀血。

犀角、生地黄、牡丹皮、芍药、甘草、桔梗、陈皮、红花、当归。

姜煎，捶法，入生藕节捣汁三匙，温服。

回阳救急汤 即四逆汤加减。治寒邪直中阴经真寒症。初病起，无身热，无头疼，止恶寒，四肢厥冷，战栗，腹疼，吐泻不渴，引衣自盖，蜷卧沉重，或手指甲唇青，或口吐涎沫，或至无脉，或脉来沉迟而无力。

熟附子、干姜、人参、甘草、白术、肉桂、五味子、陈皮、茯苓、半下③。

---

① 卢医：春秋时名医扁鹊的别称，后泛指良医。
② 京墨：原作“金墨”，据《赤水玄珠》卷十八改。
③ 半下：即半夏。

无脉者，加猪胆汁一匙。泄泻不止，加升麻、黄芪。呕吐涎沫，或小腹痛，加盐炒茱萸。呕吐不止，加姜汁。姜煎，入麝香三厘调服。中病以手足温和即止，不得多服。

回阳反本汤 治阴盛格阳，阴极发躁，微渴面赤，欲坐卧泥水井中，脉来无力，或脉全无欲绝者。

熟附、干姜、甘草（炙）、人参、门冬、五味子、腊茶、陈皮。

面戴阳者，下虚也，加葱七茎，黄连少许，用澄清泥浆水煎，入蜜五匙，冷服，取汗为效。

柴胡百合汤 治瘥后昏沉，发热，渴而错语失神及百合劳复等症。

柴胡、人参、黄芩、甘草、知母、百合、生地黄、陈皮。

渴加天花粉。胸中烦躁加山栀。微头疼加羌活、川芎。呕吐入姜汁、炒半夏。胸中饱闷加枳壳、桔梗。胸中虚烦加竹茹、竹叶。食复加枳实、黄连。甚重，大便实者加大黄。瘥后干呕，错语失神，呻吟睡不安者，加黄连、犀角。咳喘加杏仁、百合。心中惊惕为血少，加当归、茯神、远志。虚汗加黄芪。脾倦加白术。腹如雷鸣加煨姜。劳复时热不除，加葶苈、乌梅、生艾汁。枣、姜捶法，醋炙鳖甲煎，温服。

如圣饮 治刚柔二痉，头摇口噤，身反张，手足挛搐，头面赤，项强急，与瘛疭同治法。

羌活、防风、川芎、白芷、柴胡、芍药、甘草、当归、乌药、半夏、黄芩。

有汗是柔痉，加白术①、桂枝；无汗是刚痉，加麻黄、苍

① 术：原作“芩”，据《赤水玄珠》卷十八改。

术。口噤咬牙，如大便实者，用大黄利之。姜煎，入姜汁、竹沥，温服。

温经益元汤 治汗后太虚，头眩，振振欲擗地，并肉瞤筋惕，及因发汗太多，卫虚亡阳，汗不止；或下后利不止，身疼痛。

熟地黄、人参、白术、黄芪、甘草、芍药、生地黄、当归、陈皮、肉桂、附子、白茯苓。

如饱闷加枳壳，去地黄。如瘦人有热，去芍药、附子。利不止加炒白术、升麻、陈壁土，去归、地。呕加姜汁、制半夏。渴加天花粉、麦门冬。汗后恶风寒属表虚，去附子、肉桂、生地，加桂枝、胶饴。姜、枣捶法，加糯米一撮，煎，温服。

逍遥汤 治伤寒瘥后，血气未平，劳动助热，复还于经络。因与妇交而复发，谓之劳复；因交接而无病人反得病者，谓之阴阳易。予曾见十数人，舌出数寸而死。此症最难治，宜此汤。

人参、知母、竹青（卵缩腹痛倍加）、黄连、甘草、滑石、生地黄、韭根、柴胡、犀角。

枣、姜煎，入烧裈裆末一钱半调服，有黏汗出为效。不黏汗出，再服。以小水利，阴头肿①即愈。

升阳散火汤 治病者叉手抹胸，循衣摸床，谵语昏沉，不省人事。俗医不识，便呼风症，用风药误死者多矣。不知肝热乘于肺金，元气虚，不能自主持，名曰撮空症②。小便利者可治，不利者不治。

人参、当归、柴胡、芍药、黄芩、甘草、白术、麦门冬、

① 肿：原作“痛”，据《赤水玄珠》卷十八、《寿世保元》卷二改。

② 撮空症：即两手撮空。指患者神昏时，两手向空作抓物状。常与循衣摸床等症同时出现。

陈皮、茯神。

有痰加姜汁、半夏。大便燥实，谵语发渴，加大黄。泄泻加升麻、炒白术。姜、枣捶法，入金银首饰煎，热服。

再造饮　治患头疼发热，项脊强，恶寒无汗，用发汗药二三剂，汗不出者，庸医不识，不论时令，遂以麻黄重药及火劫取汗，杀人者多矣。不知阳虚不能作汗，故有此症，名曰无阳症。

黄芪、人参、桂枝、甘草、熟附、细辛、羌活、防风、川芎、煨生姜。

夏月加黄芪、石膏，冬月不必。枣煎，捶法，加炒芍药一撮，煎三沸，温服。

黄龙汤　治心下硬痛，下利纯清水，谵语发渴，身热。庸医但见下利，呼为漏底伤寒，便用热药止之，不知此因热邪传里，燥屎结实，非虚寒而利，乃逐日①自饮汤药而利也。宜急下之，名曰结热利证。身热者宜此汤，无热者用前六乙顺气汤。

大黄、芒硝、枳实、厚朴、甘草、人参、当归。

年老气血衰，去硝。姜、枣煎，后再加桔梗煎一沸，热服。

调荣养卫汤　即补中益气汤加减。治头疼身热，恶寒微渴，濈然汗出，身作痛，脚腿酸疼无力，沉倦，脉空浮而无力。庸医见头疼，恶寒发热，便呼为正伤寒，大发其汗，致轻变重而害人。不知劳力内伤气血，外感寒邪，宜少与辛甘温三剂则愈。名曰劳力感寒证。经云：劳者温之，损者补之。温能除大热，正此谓也。有下症者，大柴胡下之则缓。

人参、黄芪、当归、川芎、柴胡、陈皮、生地黄、甘草、

① 逐日：原作“日逐”，据《赤水玄珠》卷十八乙转。

细辛、羌活、防风、白术。

元气不足，加升麻少许，须知元气不足者，至阴之下求其升。口渴加天花粉、知母。喘嗽加杏仁，去升麻。汗不止加芍药，去升麻、细辛。胸中烦热加山栀、竹茹。干呕加姜汁炒半夏。胸中饱闷加枳壳、桔梗，去生地、甘草，黄芪、白术减半。痰盛加瓜蒌仁、贝母，去防风、细辛。腹痛去芪、术，加芍药、干姜。有因血郁内伤，或有痛处，或大便黑，加桃仁、红花，去芍药、细辛、羌活、防风、黄芪、白术；如痛甚加大黄，下尽瘀血则愈。后撮本方，去大黄调服。姜、枣捶法，入葱白汁二茎，煎，温服。

导赤各半汤　治伤寒后，心下不硬，腹中不满，大小便如常，身无寒热，渐觉神昏不语，或睡中独语，目赤唇焦，舌干，不饮水，与稀粥则咽，不与则不思，形如醉人。系热传手少阴心经，心火上逼肺金，所以神昏，名越经症。

黄连、山栀、黄芩、滑石、甘草、知母、犀角、茯神、麦门冬、人参。

姜、枣、灯心、圆肉煎，热服。

益元汤　治身热头疼，全无表症，便作躁闷面赤，饮水不得入口。庸医呼为热症，用凉药误死，不知系元气虚弱，是无根虚火炎上，名曰戴阳证。

熟附、甘草、干姜、人参、五味子、黄连、麦门冬、知母、葱、艾。

姜、枣煎，捶法，入童便三匙，顿冷服。

桂苓饮　治得病无热，即发狂言，烦躁不安，精采大减。庸医呼为发狂，用下药误死，不知此因热结膀胱，名曰如狂症。

猪苓、泽泻、桂枝、甘草、白术、知母、黄柏、山栀、蘇叶。

姜煎，捶法，加滑石末一钱，煎三沸，温服，取微汗。

当归活血汤 治无头疼恶寒，止身热发渴，小水利，大便黑，口出无伦语。庸医认为热证，用凉剂杀人，不知系内传心脾二经，使人昏迷沉重，故名挟血如见祟。

当归、赤芍、甘草、红花、桂心、干姜、枳壳、生地、人参、柴胡、桃仁泥。

服三贴①后，去红花、桃仁、干姜、桂心，加白术、茯苓。姜煎，捶法，入酒三匙调服。

加味导痰汤 治憎②寒壮热，头痛昏沉，迷闷，上气喘息，口出涎沫。若治以伤寒，误人多矣。此因内伤七情，以致痰迷心窍，神不守舍，神出舍空，空则痰生，名曰挟痰如鬼祟。痰症类伤寒，同治法。

茯苓、半夏、南星、枳实、黄芩、白术、陈皮、甘草、桔梗、黄连、人参、瓜蒌仁。

年壮力盛，先用吐痰法，次服此汤。姜、枣煎，捶法，入竹沥、姜汁，温服。

加减调中饮 治食积类伤寒，头疼，发热恶寒，气口脉紧甚，但身不痛，为异耳。经云：饮食自倍，肠胃乃伤。轻则消化，重则吐下。

苍术、厚朴、陈皮、甘草、白术、山楂、神曲、枳实、草果、黄连、干姜。

腹中痛加桃仁；痛甚，大便实热，加大黄下之，去山楂、

① 贴：同“帖”。《赤水玄珠》卷十八作“帖”。
② 憎：原作“增”，据《赤水玄珠》卷十八改。

草果、神曲、干姜。心中兀兀欲吐，与霍乱同吐者，用滚水一碗，入盐一撮，皂荚末五分，探。姜煎，临服入木香磨取汁调饮，效。

加减续命汤　治脚气类伤寒，头疼，身热恶寒，肢节痛，便秘，呕逆，脚软屈弱，不能转动，但起于脚膝耳。禁用补剂及淋洗。

防风、芍药、白术、川芎、防己、桂枝、甘草、麻黄、苍术、羌活。

暑中三阳，所患必热，脉来数，去桂枝、麻黄，加黄芩、黄柏、柴胡。寒中三阴，所患必冷，脉来迟，加附子。起于湿，脉来弱，加牛膝、木瓜。起于风，脉来浮，加独活。元气虚加人参少许。大便实加大黄。枣、姜、灯心煎，捶法，再入姜汁调服。

芩连消毒饮　治天行大头病，发热恶寒，头项肿痛，脉洪，取作痰火治，并治喉痹。

柴胡、甘草、桔梗、黄芩、川芎、荆芥、黄连、防风、羌活、枳壳、连翘、射干、白芷。

先加大黄利去一二次，后依本方去大黄，加人参、当归。水二盅，姜三片，煎一盅，加鼠黏子一撮，再煎一沸。捶法，入竹沥、姜汁调服。初起不可用大黄，末后不减，方可量加①。

①　柴胡……方可量加：原脱，据《赤水玄珠》卷十八补。

卷之七

靖江朱凤台慎人甫订定　男廷密近宸甫对读

妇科总论

妇室一科，自邯郸①而后，有濮阳李师圣②施郭稽中③《产论》二十一篇，世所共尊，惜乎产前则无方。至《巢氏病源》，证虽详而方不具；《太平圣惠》方虽有而杂见，外此则未有闻也。史所载录《妇人婴儿》十九卷，杨氏《产乳集验》三卷，皆有录无书。顾人生疾病殊科，而妇人所患，较之男子不啻倍蓰④。矧胎产前后，防闲⑤不密，调治失宜，祸在瞬息，则妇人受病且多而难治。况医之候病，止于四术，而切脉为下。望、闻、问三事，可施诸丈夫婴儿，而每穷于女妇，彼朱门艳质，青琐⑥静姝，居奥室之中，处帷幔之内，既不能行望色之神，听声之圣，三指之下，所得几许？无已，止恃乎问之一端。医

---

① 邯郸：此喻指扁鹊。《史记·扁鹊仓公列传》载扁鹊“过邯郸，闻贵妇人，即为带下医”。带下医，是古代对妇科医生的称呼。

② 李师圣：宋代官吏，濮阳（今属河南）人。尝获国医博士《产论》21篇，有论无方。

③ 郭稽中：中，原作“古”，据《妇人产育保庆集》作者名改。宋代医家，以擅长治疗产科闻名。曾将《产论》21篇补辑家藏和个人验方于各论之后，编成《妇人产育保庆集》一卷，已佚。

④ 倍蓰：谓数倍。倍，一倍；蓰，五倍。

⑤ 防闲：防范，防备。

⑥ 青琐：原指装饰皇宫门窗的青色连环花纹，后借指宫廷，亦泛指豪华富丽的房屋建筑。

者尽理质问，愚人见所问繁多，以为医学不精，往往得药不信。昔者扁鹊见齐侯之色，尚不能取信，况未之见耶！则四诊之术俱穷，然则操何道而后可，惟有寻绎其源，神明在我而已。凡妇女之性，阴浊胜而阳明微，慈恋爱憎，嫉妒忧恚，性情郁滞，染着坚牢，又不出阃户①，无可遣解，不习诗书，无可宽慰，义命之理茫然，怨尤之心横起。或有怀未能畅遂，或有病不可告人，含羞讳疾，积久成郁，郁久生火，火贼元气，元气消烁，外邪乘虚来犯，病斯成矣。虽现症即有百端，惟郁伤元气，可一言以蔽之也。至于师尼寡妇，及违时未笄之女，郁情尤甚，奏效更难。苟不绎源达情，而徒责诸草木，是以江河填漏卮，虽多亦奚以为。今择妇科之至要者，如经血、带下、胎产、乳郁等，条分于下，以便览焉。

妇人脉法

妇脉之异乎男者，止胎前产后，经事来往，有孕无孕等，外此则俱与男同。今采诸名家得心应手之诀，以为诊要。

妇人女子尺脉盛而右手大，皆其常也。若肾脉微涩，或左手关后尺内脉浮，或肝脉沉急，或尺滑断绝不匀，皆经闭不调之候也。脉微弱而涩，年少得之为无子，中年得之为绝产。

三部浮沉正等，按之无绝者妊也。崔紫虚曰：妇人有病而无邪脉，此孕非病，所以不月有病谓经闭，恶心，阻隔饮食，脉来和平是也，尺按之数而旺亦然。左手尺脉滑实者男，右手浮滑者女。经曰：阴搏阳别谓之有子。阴搏者，阴脉搏指，全无阳脉，是以《内经》谓之阴搏阳别，与阳脉分别之意。如有

① 阃（kǔn 捆）户：指家门。阃，门槛。户，单扇的门。

孕而阳脉一至，此胎必旦夕坠矣。总在尺脉看，然而左寸亦要看，滑而微洪者妙。经水不通，脉尺数寸微，其胎已三月也。脉滑，重以手按之散者，五月也。右手与左手脉俱大，产二子。孕妇脉弦急，憎寒壮热，唇爪俱青，面黄黑，而尺脉无神，是胎气损也，当问胎动否。若不动，反觉上攻，抢心闷绝，或下血，当作死胎治。

凡天癸未行之时，属少阴；既行之后，属厥阴。凡妇女病寒及寒热往来，气滞，须问经事若何。

产后须问恶露有无及小腹有块痛否。

妊娠，或左右脉微弱，其胎必堕，以气血无养也，屡验，急宜补养。脉弦数太过，亦堕，火盛也。

尺脉常盛，滑而流利有神为胎。尺脉涩，艰于嗣。

一呼一吸脉一至，曰离经，为欲产也。

难产，体寒壮热，舌下脉青黑，舌冷，子母俱死；面赤舌青，母活子死；唇舌俱青，口出沫，子母俱死；面青舌赤，母死子活。半产漏下，脉小流连者生，急疾大数者死。新产，寸口脉洪疾不调者死，沉微附骨不绝者生。妊娠八月欲产，脉实大有力，弦紧者生，沉细者危。脉细匀易产，浮缓气散难产。

妊娠四月，三部俱滑而疾，在左为男，在右为女。遣向南行，从后呼之，左回是男，右回是女。

滑伯仁曰：脉者，血气之先也。血气胜则脉胜，血气衰则脉衰，血气热则脉数，血气寒则脉迟，血气微则脉微，血气平则脉治。长人脉长，短人脉短；性急人脉亦急，性缓人脉亦缓；左大顺男，右大顺女；男子尺脉常弱，女子尺脉常盛，反之者逆。

月　经

经曰：女子二七天癸至，乃天一真阴之癸水，二七阴气盛，盛则溢泄，又名月水，取月圆则缺之象，阴阳和平则应时，气血乖戾则改度。故曰：血者，气之配，随气而行。调经者，调其气，气顺而经自正。先期而行者，气热也，法当清之，丹皮、生地、白芍、麦冬、青蒿、香附、丹参、地骨皮之类；后期而行者，血不足也，法当补之，归脾、八珍之类。将行而痛者，气滞也，当疏气和血，芎、归、益母、泽兰、香附、玄胡索、木香、砂仁、肉桂、陈皮、炮姜之类；来后作痛者，气血俱虚也，色淡亦属虚，八珍、归脾、补中益气选用。错经妄行者，气乱也，宜调其气。紫者气热也，黑为热甚，凉血和血为主。

凡经水将毕或正行时，真气方亏，切忌破气克伐，虽有他症，从轻而治乃可。如冒寒有表邪，补中益气加表药；如停滞，补中益气加消导，此妙法也。

凡妇人面色痿黄，四肢怠倦，右寸关脉弦滑无力，是脾胃受亏，食少不能生化气血。宜补中益气，脾胃和而经自行。

若躯脂满闭，脉沉伏，恶心少食，肉多色白人，属痰多，占住血海，所生之血亦少。宜二术二陈、升柴越鞠，以化痰燥脾。忌用地黄，性滞故也。

素多郁悒，脉弦数，身潮热作痛，两胁胀，属郁悒，是肝燥而不行。宜平肝气、养肝血而经自行。

身体瘦弱，两手脉俱细弱，倦怠少食，属气血两虚。八珍、归脾主之。

形体渐瘦，消谷善饥，脉数疾，属胃燥不能生血。宜泻火养胃，兼生血润燥。

劳心太过，心血耗散，火动于中，心烦惊悸，月事不来。宜安心补血降火，柏子养心丸或补心丹之类。

阴虚火甚，脉弦数，六味地黄丸加人参主之。

大便秘结，小便虽清不利，经水闭绝，右尺洪数，乃下焦血海干枯。宜调血润燥，泻胞络中火邪，经自行矣。忌用通经利药。

月水闭而饮食、形容如故，或恶心阻隔，两尺有神，此孕非病。

多身热身痛，脉涩数，肌肤干燥不泽，内无呕胀，此血枯经闭。宜大补脾胃，以滋化源，血生而经自行。

大病后经闭属虚，宜补脾养血，元气复，自通。

行经时，浣濯[①]入冷，或食冷物，热血得寒，凝滞血海之中，每行经时，腹痛不可忍，宜芎、归、玄胡索、木香、乳、没、香附、炮姜、肉桂，逐去恶紫血为佳。不然，渐成血瘕。

小腹有块作痛，时白物下，经水不通，是血瘕，宜逐瘀补气。

污血在血海，必痛且有形，实者可通，虚者慎之。

多郁闷人，心下胀懑[②]，不食，经事不调，身痛潮热，渐变骨蒸；不食，忽冷忽热，耳下结核瘰疬马刀[③]，形容枯槁，脉弦数或细数涩，或沉结，久之变成瘵，益气养荣汤主之。

经水过期，瘦人由于血少，宜助脾生血，补中益气汤加红花、益母子；肥人由于气虚有痰，六君子加芎、归；身体羸弱，潮热，脉细数，月水不通，属阴虚血少阳火旺，火逼水涸，当

---

① 浣濯：即洗涤。

② 胀懑：即胀闷。懑，烦闷。

③ 马刀：结核瘰疬之属，形如马刀。

养血益阴，慎勿以毒药通之，柏子仁丸、泽兰丸妙。

柏子仁丸 柏子仁（炒研）、牛膝（酒伴）、卷柏各半两，泽兰叶、川续断各二两，熟地（用生者，忌铁，酒蒸捣膏）三两①。俱末，入地黄膏加蜜丸，空心米饮下三十丸。

泽兰汤 治同前。泽兰三钱，当归（酒伴）、芍药（炒）各一钱，甘草五分。水煎服。

逍遥散用归、芍、白术、白茯、甘草、柴胡，乃清肝和血之剂，妇人肝经血分中有风、有火妙品，加丹皮、栀子更佳。

牛膝散 临行不利，腹疞痛②。

牛膝、桂心、赤芍、桃仁、玄胡索、当归、川芎、木香、牡丹皮各七钱半。共末，每服方寸匕③，空心温酒下。

五补丸 治妇人室女身体羸弱，倦怠少食，血海干枯，经闭不行。

熟地、人参、牛膝、白茯、地骨皮各等分。俱末，炼蜜丸，每空心温酒下五十丸。

通经丸 治妇人身体健旺，月事不通，腹痛血瘕。

桂心、青皮、大黄（炮）、干姜、川椒、川乌、干漆、当归、桃仁、莪术各等分。俱末，先将四钱用米醋熬成膏，和余六钱，杵匀丸。每服二十丸，淡醋汤下，加至三十丸，温酒亦可。

掌中金丸 血凝经闭，下取法。

川山甲（炮）、甘草、苦丁香、苦葶苈、白附子、川椒、猪

---

① 三两：原在“忌铁，酒蒸捣膏”前，依文例乙转。

② 疞（jiǎo 绞）痛：即急痛。

③ 方寸匕：古代量取药末的器具名。形状如刀匕，大小为古代一寸正方，故名。

牙皂角、草乌头各三钱，巴豆一钱。上末，生葱绞汁和丸弹子大，绵包一丸，纳阴中。一日即白，二日即赤，三日即经①，神效。

加减人参丸 治经脉不利，血②化为水，流走四肢，悉皆肿满，名曰血分。其候与③水相类，不可作水治。

人参、当归、桂心、泽泻、赤茯、白茯、瞿麦各半两，牛膝五钱，滑石（研）三钱④，白术（土炒）五钱，葶苈（炒，另研）一钱。俱末，炼蜜丸桐子大，每服十五丸至二三十丸⑤，空心米饮下。

余按经病，大抵肝脾血有余，四物为主；肝脾血不足，补中益气为主；肝脾郁结，归脾汤为主；肝经怒火，加味逍遥散为主。至于临症通变，存乎其人，又不可拘于此也。

补中益气汤、六味地黄丸、补心丹、八物汤、六君子汤、益气养荣汤、四物汤（俱见各症门）。

血崩

经水妄行，如山之崩，势不可遏，故曰崩。因于气者，逍遥散加参、芪主之；血热妄行者，宜阿胶、白芍、丹皮、麦冬、五味、生地、柴胡、黄芩之类；湿热相搏者，升柴二术二陈汤加茯苓；污血阻碍，不得归经而下者，宜芎、归、玄胡、蒲黄、乳、没、人参、白术、白茯，兼养正以消瘀；脾胃气虚下陷者，

① 经：指月经来潮。《医垒元戎》卷四作“血”。
② 血：原脱，据《济阴纲目》卷二补。
③ 与：原作“于”，据《女科撮要》卷上改。
④ 三钱：原在“研”前，据文例乙转。
⑤ 丸：此后原有“止”字，据《济阴纲目》卷二删。

补中益气汤加鱼胶、五味子、山萸肉、麦冬最妙。

丹溪曰：妇人崩中，由脏腑伤损，冲任二脉血气俱虚乃尔。二脉为经脉之海，血气之行，外循经络，内荣脏腑。若气血调适，经下依时；若劳动过极，脏腑俱伤，冲任虚不能约制其血，故忽然而下，谓之崩中暴下。治宜大补气血，补养脾胃，微加镇坠心火之药，补阴抑阳，经自止矣。

气盛，左脉弦急而数，腹胀下多，因于气也。肝火迫血妄行，宜凉血地黄滋阴汤主之。

服凉药过多，抑遏阳气于血海，诸药不应，须桂、附、参、芪大补阳气，阳气一升，崩漏自止。

脾气虚，不能统血，血下陷而崩，补中益气汤加减。

性急多怒人，崩不止，或耳前后胀痛，逍遥散加减。

色欲过多，冲任伤损，亦令淋沥不止，八物汤主之。

食少，或吐或泻，或嗳酸，是脾胃弱，或服寒凉所致。六君子、补中益气、归脾汤选用。

崩且水泻，是前后二阴之气下脱也。参、术、芪、附、山药、扁豆、山萸、五味，佐醋制升麻、柴胡、白芍，大升大补为佳。

悲哀太甚，则胞络绝，阳气内动，发则心下崩。四君子加升麻、柴胡、山栀。

凡崩下如涌泉，须独参汤为主，血脱补气，至妙法也。崩下血尽而见滑白之物者，此因血海干枯，虚极所致，独参汤或救其万一。

凉血地黄滋阴汤　治暴崩脉数，是肾阴虚不能制胞络相火，火迫血走。

生地一钱，五味子、黄芩（炒①）各三分，白芍、阿胶（炒）各一钱，麦冬（去心）、青蒿、丹皮各八分，柴胡六分，地骨皮一钱，归身五分，甘草四分。水煎，空心服。

参胶汤 治妇人肝脾虚寒，阳气下陷，血妄脱者。

人参三钱，鱼胶二钱（炒成珠），山茱萸八分，五味子六分，熟附八分，干姜（炒黑）六分，甘草五分，升麻五分。水煎服。

加味逍遥散、二陈汤、补中益气汤（俱见各症门）。

鱼胶固本丸、补阳益元汤、当归附子回阳汤（俱见带下门）。

带下

《难经》云：带脉起于季胁，回身一周。妇人多气陷下抑遏，或湿热盛于下焦，从带脉而下，故名。气受伤则白，血受伤则赤，与男子精滑大同小异。

丹溪曰：带下乃胃中湿痰，渗入膀胱为患，宜燥中宫之湿，升柴、二术、二陈汤最妙。带下，小腹作痛是郁结，痰与浊气也，须兼辛散，茴香、炮姜之类；不痛，兼辛凉，炒黄柏之类。须断厚味、酒、面、煎炒。

肥人多湿痰，导痰汤加二术、炒黄柏、川芎；久而气虚倦怠，气口脉虚大，加人参、芪、术以补气，气旺而带下自止。瘦人阴虚火旺，六味地黄丸为佳，若久而不止，责之虚热，补中益气汤。

带临月经甚多，食少倦怠，面黄，经中如有血块者，有如

---

① 炒：原在“各三分”后，据文例乙转。下一“炒”字同。

筋膜者，宜参、术等大补脾胃为主。

先崩后带，两尺极微，东垣谓其血少，即亡阳。故滑白之物下流不止①，是下焦血海将枯，津液复亡，周身筋膜失养，痛不可当。宜益津液以润燥，补气以壮阳，六君、八珍、补中益气选用。

带下多起于气郁，郁非辛不开，郁久即成热，所以加味逍遥散、归脾汤最宜。

余按血崩带下之症，起于虚者多，纵有他症，以固本为主，不可因湿热之说，轻用利药。

鱼胶固本丸 治妇人身体倦怠，脉微，食少，赤白带下，并下崩诸症。

鱼胶（蛤粉炒成珠）五两②，山茱萸（酒润去核）二两，北五味二两，枣仁（炒）二两，茯神一两，枸杞三两，杜仲（盐水炒去丝）二两五钱，归身（酒洗）一两，人参二两，白芍（炒）一两五钱，怀山药（炒）四两，白术（土炒）三两，丹皮四钱，麦冬（去心）二两③，莲须二两，芡实二两，升麻（醋制）五钱，甘草一两，陈皮六钱。共末，炼蜜丸，每空心米饮下五十丸。

补阳益元汤 益津生液，补气壮阳。

山药（炒）二钱，人参一钱五分，白芍药（炒）八分，黑姜二钱，阿胶（炒成珠）一钱④，柴胡七分，炙甘草五分，陈

---

① 止：原作“上”，形近而误，据《医学六要·治法汇》卷七改。
② 五两：原在“蛤粉炒成珠”前，据文例乙转。
③ 二两：原在“去心”前，据文例乙转。
④ 一钱：原在“炒成珠”前，据文例乙转。下阿胶例同。

皮八分，山茱萸一钱，杜仲（炒去丝）二钱①，五味子八分，熟附八分，山药（炒）二钱，茯神八分，枣仁（炒研）一钱五分②。水煎服。

归附回阳汤 治寒痛脐下，赤白带下，血崩不止。

人参五钱，黑姜、熟附各一钱，升麻五分，当归二钱，阿胶（炒成珠）三钱，黄柏少许。水煎服。

补中益气汤、六味地黄丸、加味逍遥散、六君子汤、二陈汤、归脾汤、八珍汤（已上俱见各症门）。

胎前

二气交感，凝而成胎，一月名始膏，二月名始胚，三月名始胎。当胚膏时，真气方遇，如桃花凝聚，柔脆易坏。食忌辛辣，恐散其凝结，味稍甘美，欲扶其柔脆。二气既凝，如泥在钧，如金在镕，惟陶冶之所成。筋骨脏腑，皮毛精血，日就月滋，气足乃生。气血旺则胎易成而无病，气血弱则胎多病而难育。方书云：食气于母，所以养精；食味于母，所以养形。形精为滋育，气味为本，故天之五气，地之五味，母食之而子又食之，外则充乎形质，内则滋乎胎气。母寒亦寒，母热亦热，母饱亦饱，母饥亦饥，皆因虚而感，随感而变。膏粱之家，恣口腹，逞怒欲，饮食七情之火，钟之于内。胎气受之，怯者即变诸病，壮者毒不即发，而痘疹疮惊，遗祸于后。是胎元以脾胃饮食为本，故孕妇以脾胃气血为要。如或饮食不节，七情内伤，脾胃受亏，气血渐耗，则痰火必炽，而恶阻、痫肿等病作

① 二钱：原在“炒去丝”前，据文例乙转。
② 一钱五分：原在“炒研”前，据文例乙转。

矣。胎教之说，岂可忽哉！

恶　阻

孕妇二三月，恶心而阻隔饮食是也。亦有六七月尚病呕者，治同。宜二陈加白术、黄芩、砂仁、竹茹，脾胃虚弱，加人参主之。

胎　痛

不时作痛，或小腹重坠，名胎痛。宜熟地三钱、当归一钱，煎服。不应，加参、术、陈皮。因气者，加砂仁；因中气虚下坠而作痛者，补中益气汤。

胎　漏

壮实人两手脉和平，饮食如故，而经时下，宜和血凉血健脾为主，佛手散加黄芩、白术。不已，加阿胶；去血多，八珍汤加胶、艾。身弱脾倦而经时下者，补中益气汤为主。

有大怒伤肝而动血者，佛手散加炒栀子、白芍药。

佛手散　治胎动服之即安，胎损服之即下。

当归、川芎各五钱。水、酒煎服。

胎　动

下血腹痛，是胎动欲坠也。宜行气安胎，佛手散加砂仁，脉大有火加芩、术。

子　烦

心中烦懑不宁，由于心虚有火，宜麦冬、黄芩、白茯、竹叶之类主之。

子　痫

孕妇痰涎壅塞，或时发搐，不省人事，名曰子痫。多因于气，不可作风治。宜二陈加芩、术、砂仁、川芎、当归，痰甚加姜汁、竹沥。

子　肿

面目虚浮，四肢作肿，皆脾虚不运，清浊不分所致。宜多用参、术以补脾，脾健而肿自消。

子　悬

胎气不和，上凑胀，腹满，是浊气举胎而上凑也。宜苏梗、枳壳、芎、归、白芍、砂仁、芩、术，以降浊安胎。

子　气

三月已后，两足浮肿，行步艰难，食不甘且喘，状如水气，名子气。此因脾虚下陷，宜健脾养血，参、术、苓、芍、芎、归、陈皮为主。

子　淋

月少，小便淋痛，名子淋，属火，解热利小便，山栀、茯苓、条芩、麦冬、知母、灯心、车前、泽泻为主。

转　胞

六月已后，觉胎坠一边，小水不通，名转胞。宜二陈加升、柴、芎、归、芩、术，煎服探吐，以提其气。胎一上行，小水即利。吐后，须参、芪大补。

安　胎

气血旺，脾胃和，胎自无虞。若饮食不节，起居不时，其胎即坠。以胎元全赖气血以养，气血又藉①脾胃饮食而生。如胎妇脾胃不和，食不甘美，急宜调补脾胃，虽有他症，以末治之。然不可过于辛热，宜清凉疏利为主。丹溪曰：因火动胎，逆上作胀者，急用条芩、白术、香附之类。俗以黄芩为寒而不用，反谓温热养胎，不知人之怀孕，如钟悬在梁，梁软则钟坠，用白术益脾，以培万物之母。条芩固中气泻火，能滋子户之阴，使火不妄动，兴利除害，其胎自安，故为安胎圣药。胎宜清凉，最喜疏利，缩砂安胎，以其止痛行气故耳。劳神动怒，情欲之火，俱能坠胎。推其本原，皆因热火能消物，造化自然之理。古谓风冷伤子宫而坠，未达病情者也。如惯坠之妇，或中气不调，食少，且不必养血，先理脾胃，脾胃旺而气血自生，气血生而胎自不坠。

胎每在三月分②而坠者，尔时手厥阴心胞络主胎。劳心多虑，心胞络虚，不能养胎则坠，宜养血制火，四物加炒黄柏、玄参、白术、条芩。

左脉微弱，腰痛，胎不安，属血虚，四物加杜仲、芩、术。

右脉寸关大而无力，倦怠，懒于言动，属气虚，补中益气加山药、杜仲、条芩。两手脉俱弱，胎常坠，属气血虚，八珍

① 藉：通“借”。
② 分：同“份”。《医学六要·治法汇》卷七作“份”。

加山药、杜仲、续断、芩、术。

若前次三月而坠，后次必如期。盖先于此时受伤，故后期必应，乘其虚也，必多服调补血气之剂，始免后患。

固胎散 能养血益气，健脾清火。

当归（酒洗）、熟地各三钱，白芍（炒）二钱，川芎一钱，人参二钱，白术（土炒）二钱①，甘草五分，条芩（炒）八分②。见血不安加阿胶，痛而气滞者加砂仁。水煎服。

束胎丸（七月后服）

黄芩（酒洗）夏一两，秋七钱，冬五钱，茯苓七钱五分，白术（土炒）二两③，陈皮三两。上为末，粥丸，每服钱半。

束胎散 妊娠临月，服之易产。

人参、陈皮各五分，白术（土炒）、白芍（炒）各一钱，当归（全用）一钱，甘草（炙）二钱，紫苏五分，大腹皮三钱。水煎服。

保生无忧散 临产服之易生，兼治小产瘀血腹痛。

木香、当归、川芎、白芍、枳壳、乳香、血余（洗净，煅）各等分。水煎，日二服。

安胎散 孕妇宜常服。

人参一钱，白术（土炒）二钱，条芩（炒）八分，砂仁（□分），□□（一□□□），陈皮八分，当归八分，甘草五分，川芎四分。水煎服。

气血虚者多小产，如用安胎之药，不住下浆，血多，腰痛甚者，是欲下也。急投益母草、制香附、芎、归、红花、陈皮，

---

① 二钱：原在“土炒”前，据文例乙转。

② 八分：原在“炒”前，据文例乙转。

③ 二两：原在“土炒”前，据文例乙转。

煎服。

偶因跌仆，其胎不动而痛，急煎芎归汤服。服后痛止，觉动胎，尚无恙；若[1]痛不止，更憎[2]寒发热，战栗，是胎已死，急催下取出。

孕妇忽发寒热，不可妄指为外感而用表药，当问其胎动否。痢疾里急后重，用苏梗、杏仁、枳壳，戒槟榔。

小产恶露，多于正生，如胎虽下，不可便睡倒，俟恶露净，方可睡下。多饮童便为上。

恶露不净，腹痛，芎、归、玄胡、蒲黄、红花、益母、泽兰、陈皮，煎成加童便服。

去血过多，昏闷身冷，或身热，脉大无力，独参汤加苏木、童便。

小产，因脾气素亏而致，产后益弱，较大生更宜调节饮食，不可骤用肉食，慎之。

小产气血虚，下血不止，人参黄芪汤主之。

人参、黄芪（炙）、当归、白术（炒）、白芍（炒）、艾叶各一钱，阿胶（炒）二钱。水煎服。

难产 并催生法

难产悉是平时不善调摄，饮食不节，气恼过度，或七八月上犯淫，以致气血亏损，污浊凝滞，不得清顺而转达下也。然中流之失，须预为之防。大率以顺气和血为主，浆水干而不下，兼滋润；污瘀阻碍者，兼逐瘀。又不可催药太早，如果浆水下

① 若：原作“苦”，形近而误，据《医学六要·治法汇》卷七改。
② 憎：原作“增”，形近而误，据《医学六要·治法汇》卷七改。

多，其胎陷下不得出，方可下手。

催生当以芎、归为主，加益母、滑石、牛膝、葵子、乳香等，煎服。切不可轻用水银、大黄等猛剂。

三合济生汤 治难产一二日不下，服此自然转动下生。

川芎二钱，当归三钱，粉草七分，香附、苏叶、腹皮各钱半，枳壳（麸炒）二钱。水煎服。

催生柞木饮 治难产死胎。

大柞木枝一大握，长一尺，洗净，寸锉，甘草大者五寸，作五段，新汲水三碗，煎一碗。难产心下胀，饮一盏，便觉豁然。如觉饥渴，再与一盏，至三四盏，觉下坠便生。

兔脑催生丸 治难产，或横或逆。

十二月兔脑（去皮膜，研如泥），乳香（另研极细）钱半，母丁香末一钱，麝（另研）二分半①。上三味，拌匀，以兔脑和丸鸡豆大，阴干，油纸裹，每服一丸，温水下。

胞破久而不下，其气已耗，或元气困惫，急煎八珍汤服，妙甚。

浆竭而不下，香油、白蜜、小便各半盏和匀，加益母煎浓汤服。

死　胎

胎死腹中，妇人指甲舌青，作寒热，或上抢心闷绝，自汗，喘满不食，二日浆水已尽，不得下，先用佛手散加益母、葵子、牡丹皮、桂心等煎服。不应，用当归二钱，川芎一钱五分，朴硝、牛膝各五钱，滑石三钱，研，煎服即下。

---

① 二分半：原在“另研”前，据文例乙转。

浆尽不得下，用猪油、蜜、酒三味各三碗，熬碗半，分二三次缓缓服。

身重作寒热，舌下青黑，其胎已死。

面赤舌青，子死母活。面舌俱青，口中出沫，子母俱死。面以候母，舌以候子。

黑神散 产经日不下，胎死腹中，舌青面白，脉沉小，时值寒月宜此，暑月禁用。胎衣不下，亦效。

熟地、炒蒲黄（炒黑①）、干姜、当归、白芍、桂心各二两，甘草（炙）、黑豆（炒）。上共为末，每服二钱，童便和酒下。

牛膝汤 治胎衣不下，脐腹坚胀急痛，势危迫者。服此，胎即烂下，死胎亦可。

牛膝、瞿麦各四两，当归三两，通草六两，滑石八两，葵子五两。水九碗，煎三碗，分三次服。

若脐带头在外，切须以帛条系紧。不迩，则污血流入胞中，难下矣。

儿一下时，急拿紧脐，勿骤剪断，胞下乃可剪。

气弱不能送出，无忧散妙。

交骨不开，阴门不闭，子宫不收，皆元气不足。交骨不开，用芎归汤加发灰、龟板补。

阴门不闭，十全大补汤加五味子补。

子宫不收，补中益气汤加醋炒芍药、五味子补。

临　产

月分既足，腰腹阵痛，微见浆水，是名弄胎。尚宜静守，

---

① 黑：原作“里”，据《医学六要·治法汇》卷七改。

必待腹痛，二阴挺并，眼中溜火，方为真产。脉一呼三至，一吸三至。

微觉动作，家中勿惊慌。宜屏除一切秽物，扫室焚乳香，痛时稍放裙带，吐气数口。

如饥忌食肉及多食，若食肉多食，则碍于上焦，气不得下，故难产。虽产下，食停滞于中，反变生诸患，多致危殆。惟粳米作稀粥与服，妙甚。

腹痛宜忍耐，站立、散步房中，慎不可挛腰以阻儿路。须儿欲出时，方可抱腰，旁人戒惊扰。

欲生之时，即煎佛手散加益母、童便一剂，妙甚。

初生下，即饮童便一盏，可免血晕诸疾，或加芎归汤中。肥白人多气虚，浓煎人参汤加苏木、童便。

三朝内宜食稀粥调理，不可食荤①并鸡子及黏硬之物，猪肉尤忌。

血晕

难产，去血过多而晕，脉微弱，色白者，独参汤加苏木、童便；脉芤大数，多火人，产晕是虚火，四物加泽兰、陈皮、益母、童便。

血气暴虚，污血随虚火泛上，迷乱心神，故眼黑生花，甚者闷绝不知人事，口噤，人昏气冷，但服清魂散即醒。

泽兰叶、人参各二钱半，荆芥三钱，川芎三钱，甘草五钱。俱末，童便点汤下一钱灌之②。

---

① 荤：原作“晕”，据《医学六要·治法汇》卷七改。

② 之：原脱，据《医学六要·治法汇》卷七补。

晕而大汗，是阳暴脱也。禁用辛散之药，参、芪、白术为君，少佐归、地、炒黑干姜少许。

恶　露

养胎余血，杂浊浆水，气血旺者，随儿而下；怯者，阻碍于小腹为患最恶。上攻即晕，攻胃即呕，流于大肠即泻，溢于四肢则肿。须急用芎、归、玄胡、乳、没、桃仁、红花、蒲黄、血余，逐去恶血为佳。

产　后

丹溪曰：产后当大补气血为主，虽有他证，以末治之，乃精确妙法。

左脉大而无力，或微弱，补血为主。右脉微弱，或虚大，补气为主。两手脉俱弱，四肢倦怠，或作潮热，是气血俱虚，参、芪、归、术为君。

产后别无他症，只虚弱倦怠，脉弱，参、术、芪、草、归身、陈皮，煎服，佳。

产后忌白芍，以其酸寒伐生生之气也。如血虚腹痛必用者，酒浸炒过听用。

产后脉浮大无力，即名芤，乃失血之脉。误认外感，立见倾危。其发热者，因血虚阳无所依，浮散于外而为热，必参、芪大补，少佐炮姜以收浮热。

产后遗尿，因气血太虚，不能约束，宜八珍加升麻，甚者加熟附子一片。

产后瘛疭之症，不可作风治，因去血过多，阳火炽盛，筋无所养而然耳。当用补中益气、四君、归脾，以补土而生阴血，则阳火自退，诸症自愈。

产后乳少，因气血虚弱，脾胃少生化之故也。宜参、芪、归、术，大滋化源，以生乳汁。若因闷懑食少，不能生乳而乳少，宜舒郁健脾，香附、抚芎、枳壳、神曲、麦芽之类；若有所瘀滞，乳涩不通而少，宜川芎、王不留行、川山甲、当归、通草、猪蹄之类；若郁热在内而乳不行，宜桔梗、花粉、通草、丹皮、白芍、薄荷、山栀之类。此数者，不过举其大概而言，至于随症灵通，存乎其人尔。

卷之八

靖江朱凤台慎人父纂定　同邑朱谔肃瞻父校

提　纲①

孺子在襁褓中，内无情欲，外无劳伤，其病大半是胎毒与伤食、外感寒暑而已。曰变蒸，曰痘疹，曰斑烂，曰惊悸，曰风痫，曰发搐，曰痰壅，曰赤瘤，曰白秃，曰解颅，曰重舌、木舌，诸症岂非孕母不谨，流毒之所致欤？夫小儿在胎，母饥亦饥，母饱亦饱；辛辣适口，胎气随热；情欲动中，胎息辄躁②；或多食煎煿，嗜欲无节，或喜怒③无常，皆能令子受患。为母者，胎前既不能谨节，产后又不能调护，或未满百晬④，遂与咸酸，或未周开晕⑤，或当寒反热，或当热反寒，百病生焉。曰吐泻，曰黄疸，曰五疳，曰腹胀，曰腹痛，曰水肿，曰疟痢，曰痰喘，曰发热，皆吃物过伤，调养失宜，外感所致也。然禀赋旺者，气体充实，乳哺寒暑适宜，自无疾苦。有生之后，全赖乳哺，乳寒即寒，乳热亦热。情欲无涯，口腹纵嗜，毒酿于乳而儿病矣。如乳母动肝气，儿肝亦盛；乳母伤脾气，儿脾

---

① 提纲：此前原有“小儿”2字，据目录删。

② 躁：原作“燥”，据《古今医鉴》卷十三改。

③ 怒：原阙，据《古今医鉴》卷十三补。

④ 百晬：小儿诞生满百日举行的贺宴。此指百日。

⑤ 未周开晕：《古今医鉴》卷十三作“未及周岁，而辄与甘肥之物”。义明。

亦伤。所以先医谓小儿肝与脾病居多者，此也。庸医妄用攻下，取快一时，脾气转损，乃生慢惊、疳、痢等病。薛院使医按多用补脾法，诚万世婴儿之司命①。古人谓小儿为哑科，以难问症，难察脉也。且脏腑脆嫩，凡猛狼之剂及峻寒峻热，俱难轻投。务宜察色观容，如额赤知为心热，鼻红知为肺热，左腮青知为肝有余，右腮白知为肺不足，颊白知肾虚。更参以虎口三关之脉，如鱼刺形者，主惊风痰热；如悬针形者，主伤风、泄泻、积热；如“水”字形者，主食积、咳嗽、惊疳；“乙”字形者，主肝病惊风；虫形主疳虫大肠秽积，环形主肝积吐逆，乱纹主虫，珠形主死。再以脉之形色辨之，其于病情，思过半矣。

急　惊

急惊属肝属阳，风邪痰热，有余之症。治宜散邪消痰清热为主，或加减败毒散，或琥珀抱龙丸。

加减败毒散　治急惊风初起，发热，手足搐搦，角弓反张，一切感冒风寒。

人参、柴胡、薄荷、羌活、姜蚕②（炒）、枳壳（炒）、地骨皮、白附子、桔梗、胆星、滑石、天麻、甘草、半夏（制）、陈皮、全蝎（去毒）等分。姜水煎服。

琥珀抱龙丹　治急惊痰涎壅盛，发热气喘，失声，手足搐搦，不省人事，面色青紫，及中暑气粗闷乱等症。

南星（为末，腊月纳牛胆中，阴干，百日取，研）四两，

① 司命：掌管生命之神。

② 姜蚕：即僵蚕，后同。

朱砂（硼砂）、雄黄各五钱，麝香、牛黄、琥珀各一钱，甘草末一两五钱，滑石二两，姜蚕（炒）三钱，全蝎（去毒）二钱，天竺黄、薄荷叶、半夏各一两。共末，炼蜜丸如芡实大。薄荷、灯心煎汤，沉香磨汁送下。

慢　惊

慢惊属脾属阴，中气虚损，不足之症。治宜大补脾胃为主，或黄芪汤、补脾散加减。

黄芪汤　治小儿慢脾风。

黄芪（炒）、人参、白芍（炒）各一钱，甘草五分。上为一剂，水煎，食远服。

醒脾散　治小儿慢脾风，脾困昏沉，默默不食。

白芍（炒）、人参、白茯苓各五钱，山药（炒）二两[1]，木香二钱，陈皮、甘草各三钱，白术、半夏（制）各一两[2]，神曲（炒）六钱，砂仁（炒，去衣）三钱[3]，莲子（打碎，去心）三十粒[4]，麦冬（去心）一钱[5]。共末，每红枣煎汤送下一钱。

疳　疾

疳病，由乳母寒热失宜，食饮乖违，肥甘过度，喜怒气乱，便以乳儿，故成此病。或因久泻、久痢、久吐、久疟、久热，

① 二两：原在“炒”前，据文例乙转。
② 各一两：原在“制”前，据文例乙转。
③ 三钱：原在“炒，去衣”前，据文例乙转。
④ 三十粒：原在“打碎，去心”前，据文例乙转。
⑤ 一钱：原在“去心”前，据文例乙转。

致脾胃大伤，津液耗极。治宜补脾胃，生津液，戒过用克伐药。消疳汤、生津散、消疳丸主之。

消疳汤 治大便色疳白，小便浑浊，澄之如米泔，此疳病也。

山楂肉、白芍（炒）、黄连（姜汁炒）、白茯苓、白术（土炒）、泽泻各一钱，青皮四分，甘草三分。姜、枣水煎服。

疳积秘方 滑石（飞净）一斤，赤石脂六两，石决明（用长流水加盐少许，入砂罐煮一昼夜，或面包煅）六个[①]，牡蛎（醋煅）一个[②]，石膏（煅）三两，炉甘石（银罐爆过）、螵蛸、朱砂、黄丹（水飞过）、玄明粉（升过白色者）以上各一两。如粪干结，倍滑石；泻，牡蛎；虚，倍朱砂；身热腹胀，倍黄丹；嗽而有痰，倍玄明粉。以上十味，各研极细末，和匀听用加减。以不落水雄猪肝二两，竹刀批开细路，掺药在内，草扎好，米泔煮滚，去药食肝。

神疳散 鸡肫皮七个、鹅肺一两，各焙为末，黄荆子末六两，鸡子打破头，入药五分，纸封，饭上蒸熟，空心酒下。重者五服愈。

起脾丸 使君子、胆草、萝卜子（炒）、山药、莲肉、白术、麦冬、甘草、泽泻各一两，神曲、当归、麦芽、山楂、陈皮、谷虫、生地、白茯各二两，黄连（炒）一两半，人参五钱。俱末，米糊丸，空心白汤下二钱。

生津散 治脾气虚弱，津液耗极，致成疳疾。

人参、白术（土炒）、麦冬（去心）各一钱[③]，使君肉、茯

---

① 六个：原在“石决明”后，据文例乙转。
② 一个：原在“醋煅”前，据文例乙转。
③ 各一钱：原在“去心”前，据文例乙转。

苓、白芍、神曲（炒）、山栀（炒）、山楂肉各八分，陈皮、甘草各五分，芜荑仁六分，山药（炒）一钱半。枣水煎服。

消疳丸 治疳症。

蛤粉五钱，石燕（火煅）一对，谷精草六钱。俱末，每服药末二钱，猪肝一两同煮烂，食。

癖　疾[1]

癖疾，因乳哺失调，食饮停滞，邪气相搏而成。初起可用疏散药一二剂，久则饮食减少，正气必虚，必先以固胃气为主，使养正而积自消。若直攻其癖，癖未必除，则脾土愈亏，而癖疾益盛，且变症百出矣。宜朝服补中益气汤，夕服消积丸。

消积丸 治癖疾积块。

人参、沉香、琥珀、延胡索、石菖蒲、桔梗、枳实（炒）、厚朴（炒）、半夏（制）、橘红、黄连（炒）茯苓各六钱，巴霜三钱（另研），吴茱萸（炮）、干姜（炒）、官桂（去皮）、川乌（炮）各八钱，砂仁（略炒，去衣）、木香、柴胡、山楂肉、麦芽（炒）各五钱，使君子（去壳）六钱。俱末，皂角六两，煎汁丸绿豆大。每姜汤下六分，渐加至八分。

诸　热

小儿面色青惨而不舒，左额有青纹，手足稍冷，发热恶寒，

① 癖疾：由于脾胃虚弱，乳食失调，痰湿内生，阻滞气血，复感寒气，凝聚胁下所致。症见胁下结块，初始较软，渐大而硬，甚可达肚脐以下，且多伴潮热、头出虚汗、腹部膨大、青筋暴露，甚至毛发焦枯、肌肉消瘦、口渴喜饮、面色青黄等。

无汗，此伤寒热也。宜羌活、防风、薄荷、苏叶、川芎、柴胡、甘菊、地骨皮之类，清热散邪。

面赤而光，手足微温，自汗，此伤风热也。宜薄荷、甘菊、川芎、蔓荆、柴胡、地骨皮、花粉，微散清热，

右额有青纹，目胞肿，身热而头额腹肚尤甚，昼凉夜热，面黄，或吐痢腹疼，此伤食热也。宜山楂、麦芽、神曲、厚朴、枳壳，消食化滞。

面色青红，额正中有青纹，手心有汗，时作惊惕，手脉络微动而发热，此惊风热也。宜胆星、姜蚕、全蝎、薄荷、半夏、天竺黄、荆芥、朱砂、滑石，消痰清热。

唇红颊赤，身热，倍能食，大小便秘，此实热也。宜芩、连、花粉、大黄之类，通利清热。

面色痿黄，身热，不能食，大小便时下，此虚热也。宜人参、白术、茯苓、山药、黄芪、甘草，助脾补虚。

凡小儿或变蒸而热，或伤食而热，或受风寒而热，或发痘疹而热，甚是多端，在医者随时灵变可也。

感　冒

发热头疼，恶寒无汗，鼻塞，痰嗽，此感冒也。惺惺散主之。

惺惺散　人参、白术（炒）、茯苓、桔梗、瓜蒌根、细辛、甘草、薄荷各等分。姜水煎服。

伤　食

饮食无节，生冷过食，宿食停滞中脘，肚疼发热、此伤食也。消食散主之。

消食散　白术（土炒）二钱五分，青皮、神曲（炒）、橘红、香附（制）各七分，甘草（炙）五分，麦芽（炒）、砂仁（炒）、山楂肉各一钱。俱末，每淡白汤服一钱半。

腹　胀

小儿胀有虚实，实者消胀散主之，虚者补中益气汤、六君子汤主之。

消胀散　萝卜子（炒）、苏梗、干葛、陈皮、枳壳（炒）各等分，甘草少许。姜水煎服。

补中益气汤、六君子汤（俱见各症门）。

呕　吐

呕吐，或因伤乳食，或脾气虚弱，宜安胃定吐汤主之。

安胃定吐汤　麦冬、半夏（制）、人参、茯苓各八分，藿香六分，白术（土炒）二钱①，沉香、朱砂各三分，淡竹茹一钱，木香五分。姜、枣水煎服。

泄　泻

泄泻，因乳食所伤，脾虚不运，宜参苓白术散主之。

参苓白术散　人参、白术（炒）、茯苓、山药（炒）、甘草（炙）各三钱，白扁豆（姜汁浸炒）一钱半②，莲肉（打碎去心）、薏苡仁（炒）、砂仁、桔梗各一钱。俱末，每姜、枣煎汤调下二钱，量儿大小虚实加减。

---

① 二钱：原在“土炒”前，据文例乙转。

② 一钱半：原在“姜汁浸炒”前，据文例乙转。

吐　泻

凡小儿脾胃俱伤，则上吐下泻，极危症也。宜固胃气为先，戒用克伐之剂，白术散主之。

白术散　人参、白术（炒）、茯苓、藿香、木香、干葛、甘草（炙）各等分。姜水煎服。

痢　疾

小儿痢疾，难以概治，须分新久虚实。新而实者，宜消食化滞，山楂、麦芽、厚朴、槟榔、黄连、木香、枳壳之类；久而虚者，宜补正固胃，参苓白术散、补中益气汤、四君子汤选用。

参苓白术散（见前）。

疟　疾

疟疾，因脾气虚弱，不能运化精微，食饮无节，风寒不避，以致乳食悉变为痰，凝结膈间而作也。初起壮实者，宜清脾饮加减治之；稍久挟虚者，补中益气汤、六君子汤选用。

清脾饮（见疟疾门）。

咳　嗽

咳嗽，因感冒风寒，肺气不清所致也。宜清肺散邪，参苏饮主之。

参苏饮　紫苏、陈皮、前胡、桔梗、半夏（制）、白茯苓、干葛、枳壳（炒）各六分，甘草、人参、木香各三分。姜水煎，食后服。

喘　急

小儿喘急，因郁热在内，痰气盛故也。宜下气清热，清膈饮主之。

清膈饮　神曲（炒）、半夏（制）、天花粉、橘红、丹皮、桔梗各八分，苏子（炒研）、麦冬（去心）、薄荷各一钱，前胡①、滑石（研）各六分②，甘草三分。姜水煎服。

走马牙疳

口腭牙根生白点，不能食乳者，此马牙也。须急清凉解热。

立效丹　秋石、儿茶各三钱，五倍、雄黄各一钱，硼砂、石膏、滑石各二钱，朱砂一钱五分。共末，先用薄荷煎汤，遍口腭擦之，然后吹药，一日五次。

清胃升麻汤　治小儿齿肿流涎，腮肿，马牙疳，主阳明之热。

升麻、川芎、白术（炒）、白芍、半夏各七分，干葛、防风、黄连（酒炒二次）、生甘草各五分，软石膏（煅）一钱，白芷三分。姜水煎服。

丹　毒

丹毒，因火行于外，故游走遍体而赤肿也。内服犀角消毒汤，外敷清凉膏。

牛蒡子（炒）四钱，荆芥穗、防风、黄芩（炒）各一钱，

---

① 胡：原阙，据文义补。

② 各六分：原在“研”前，据文例乙转。

犀角、甘草各五分。姜水煎服。

清凉膏 五倍子（煅）一两，人中白（煅）二两，青黛、硼砂、乳香各五钱，朱砂三钱，雄黄二钱。共末，真醋调敷。

喉　痹

喉痹，因风热入里，未能发越，热毒上升，致喉间肿痛。内服甘桔汤，外吹必效散。

甘桔汤 桔梗三钱，防风、荆芥、薄荷、黄芩（炒）、甘草各一钱。水煎服。

必效散 牛黄六分，明矾、硼砂各二钱，秋石三钱，朱砂一钱，片脑五厘。共末，每用半分吹入喉中，一日六次，

尿　浊

小儿尿浊，因湿热在脾，宜清热利湿，澄清饮主之。

澄清饮 白术（炒）、茯苓、白芍（炒）、黄连（姜汁炒）、泽泻、山楂肉各一钱，青皮四分，甘草三分，滑石八分。水煎，空心服。

下　淋

下淋，因郁热在膀胱，致水道不通，淋沥不出，或如沙石，或冷淋如膏。治宜清热渗湿，快淋散主之。

快淋散 赤茯苓六钱，牛膝、赤芍药、滑石、山栀仁各二钱，车前子一钱五分，条芩三钱，当归、甘草各五钱。灯心水煎，食前服。

小便不通

火在膀胱，郁而不散，故小便不通。宜前快淋散，加儿茶

末一钱、扁蓄二钱。

大便不通

凡大便不通，有虚闭，有实热壅滞。若实热壅而闭者，宜大黄、枳壳、没药、黄芩、玄明粉之类，宣通其滞；虚闭者，宜杏仁、苏子、当归、熟地、麻仁、陈皮之类，滋润其塞。各有不同，治者宜细审焉。

水肿

小儿水肿，因脾土亏不能制水，水无所畏，则泛而上行，致头面四肢俱浮肿也。治宜大补脾土，而兼以渗湿，忌过用利水克伐之品。扶脾渗湿汤主之。

扶脾渗湿汤 山药、白术（炒）各二钱，薏苡仁（炒）三钱，茯苓、地肤子、车前子、人参各一钱，泽泻、牛膝、半夏（制）各八分①，陈皮六分。水、枣煎服。

黄疸

黄疸，因脾胃中湿热甚故也。宜茯苓渗湿汤，量儿虚实加减。

茯苓渗湿汤 茯苓、茵陈、山栀、黄连、黄芩、防己、白术（炒）、苍术（炒）、陈皮、青皮、枳壳（炒）、猪苓各一钱，泽泻三分。水煎，徐徐温服。

脑疽

连根巴游八两，去泥，打成把，扎紧烧红，以碗盖闷灰，

① 各八分：原在“制”前，据文例乙转。

香油调搽，即愈。如复发，用糯米饭合许，蛇退①二寸，刀背共剁为泥，布摊贴。任自干落，永不发。

奶　癣

用三白酒②瓶二个，以一个贮黄豆，布罨口，火煨，待油出，滴入空瓶内。取搽，神效。

口　疳

凡小儿口舌生疮，乃心脾受热。疮赤，系心脏热；疮白，系脾脏冷；疮黄，系脾脏热。吴茱萸末，醋调，敷脚心一夜，愈，以引热下行也。又黄连为末，每一次蜜水调服。儿茶、雄黄各二钱，螵蛸、血竭、薄荷各五分，马桶垢（打作小块，入黑枣肉中，炭火煅，连枣用）、冰片、麝香各二分。如有硬块即疳疔也，加人言③四厘（以草纸包人言，外用盐泥封固，煅红，放地上冷，取出连草纸用）。俱研末，芦管吹。

追　虫

苦楝根，色红者不用，色黄向阳者佳。刮去粗皮，取白皮二两，煎浓汁，和槟榔丸菜子大，清晨白汤下三十丸，虫尽下。

通　用

保童丸　青皮、芦荟、陈皮、蓬术、川芎、槟榔、青黛、

---

① 蛇退：即蛇蜕。

② 三白酒：明代浙江的一种酒。《乌青镇志》上说："以白米、白面、白水成之，故有是名。"

③ 人言：砒石。因砒石出于信州，人言盖暗射信字。

五灵脂、白豆蔻、谷虫各五钱，木香、使君子肉、虾蟆末（去头脚、肚皮，酥油炙）各三钱。如大便燥，加当归五钱。俱末，猪胆汁打糊为丸，每空心米汤下五分。

桃红至圣散 治百病，痰食惊风俱效。

生石膏一两，朱砂一钱。俱末，半蜜半水，饭上顿熟调服。一、二、三岁服一钱二分，五、六岁服一钱半，八岁至十五岁服二钱半，大人中风服三钱。

至宝丹 治内积外感惊热及胎中诸症。以古三方合并，为末为丸，任用。

滑石（水飞过，晒干，研末）六两，粉草（去皮，蜜炙，为末）一两，和匀另包（益元散）。

香附（炒）一两三钱，甘草（去皮，炒）、山楂（炒）各一两，甘松二钱，益智仁六钱，莪术（醋炒，晒干）、砂仁各三钱。俱末，和匀另包（七气汤）。

人参、桔梗（炒）各七分半，甘草（炒）、木香各八分，云苓、黄芪（蜜炒）、黄芩、神曲（炒）、远志肉（甘草汤煮，晒干，姜汁炒）各二钱，山药（姜汁炒）、茯神各一钱半。俱末，和匀另包（妙①香散）。

合成大料：益元散二两五钱，七气汤二两，妙香散五钱，三末合匀，蜜丸芡实大，朱砂为衣。三岁服一丸，三岁至十岁服二丸。或三末三处收贮，看症宜以何方为君，多用二匙，余二方为佐，少用二匙，因症更汤下。

诸惊，金银②花汤；赤白痢，陈茶姜汤；泄泻，陈米饮；

---

① 妙：原作“炒”，据下文“妙香散五钱”改。
② 金银：原漫漶不清，据文义补。

盗汗，浮小麦汤；腹痛，姜汤；夜啼，灯草烧灰汤；潮热，金银薄荷汤；小便赤涩，木通汤；赤白浊，淡竹叶汤。内伤外感，发热悸怖，喘咳气粗，面赤无汗，姜葱汤下，多服汤，取汗；伤风夹惊热，咳嗽面青，夜啼停滞，肚胀作渴，吐酸，小便不清及痘后虚热，灯心汤；遍体①浮肿，大腹皮、姜皮、茯苓皮、陈皮、桑白皮汤。

① 体：原漫漶不清，据文义补。

卷之九

古绩唐云龙玄真父原本　靖江朱凤台慎人父增删

姑苏孙胤嘉昌所校

旨　归

医分内外，由来久已。但一切肿毒，实缘内而发外者也。《素问》云：五脏不和，则九窍不通；六腑不和，则留结为痈。膏梁之变，足生大疔。又云：气滞血亦滞。盖人身以血气为本，若气血调畅，则五脏六腑自然宣通，何有诸患？惟人饮食起居，性情好恶，不循其宜，或酒色过度，忧思抑郁，或好椒姜炙煿厚味，积温成热，致血凝滞于阳络，则发为痈；闭寒于阴经，则发为疽。苟气血未败者，患此犹不伤生；倘未发前，血气先亏，则应发而死。非因毒而死也，毒无血气，则不能焮肿，焮肿者，血气载毒也；无血气，则毒不能消解，消解者，血气流通也。所贵知内知外，参究其应在何经络，更审本经血气多少，脏腑虚实，毒势盛衰，然后用攻、用补、用守，以接引阴阳血气为本，解毒散邪为标，则万无一失。大都有形必有根，治者贵得其旨。如疽居阴分而少阳，法当扶阴而济之以火；痈发阳分而少阴，法当疏阳而应之以水。如此救应，方得阴阳中之真水火，所谓治外而不从外治者也。

《内经》曰：百病皆从虚发。故肿毒根于脏腑，发于经络皮肤，医师明经识症，辨脉得情，方不误人。经云：无失病机，“机”字非指病邪而言，贵得人身元气，应病与不应病之机尔。

诸毒之作，生有据，主必有归。如发于喉舌者，心毒；发于皮者，肺毒；发于肌肉者，脾毒；发于筋者，肝毒；发于骨髓者，肾毒；发于上者，阳毒；发于下者，阴毒；发于外者，六腑毒；发于内者，五脏毒。故内曰坏，外曰溃，上曰从，下曰逆。发于上者得之速，发于下者得之缓，感之六腑则易治，感于五脏则难瘳。又近骨者多冷，近虚者多热。近骨者久不愈，则化成血蛊；近虚者久不愈，则传气成漏。然蛊则多痒少痛，或先痒后痛；漏则多痛少痒，或不痛不痒。内虚外实者，多痛少痒①。脓血不止者多死，疾溃者多生，或吐逆无度，饮食不时，皆痈疽死症。症候万端，治法列各经条内②。

凡肿毒必由经络所过，留结而成。故设为十二经络之图，使学者知所主治，而后可用攻守补泻之法，针灸汤散之工，尤当旁参十二经之虚实，互相焕发，而宣化阴阳，平调脏腑，方为良师。

《原病式》曰：痈浅而大，疽深而恶。故经言阴邪杀人甚速。如患疽者，亦以治阳经之方药治之则速其败，宜急救阴中之真火，以扶水中之真阳，则阳得阳运，方可获生。当以八味丸料内，倍加生附子、肉桂大剂以补之，佐以生芍药约守桂、附，使阳得其正，则阴邪解矣。

毒者，阴阳不正之气，偏胜乖戾之所为也。因素失谨养，冒寒犯暄，动静起居，违和失宜，七情房劳，耗损精神，兼之甘肥膏粱，积壅成病。真水虚而邪火炽，毒所由起也。经曰：

---

① 多痛少痒：《中藏经·论痈疽疮肿第四十一》作“多痒而少痛”，宜从。其后有“外虚内实者，多痛而少痒”，宜补。

② 诸毒之作……治法列各经条内：语本《中藏经·论痈疽疮肿第四十一》。

邪害空窍，故毒之害人，犹邪害正，小人害君子，皆乘虚而入。又从火而生，故名火毒。五行之中，惟水最善，火最恶。人惟真阴不足，故邪火妄炎，或陷阳分为痈，或陷阴分为疽，经络荣卫，并受其害，惟得水可解。世人泥以热治热之说，不问毒之盛衰，人之强弱，概施灸焫之法。或有愈者，以火气能通郁结故也；或不中效，则火气外遏，毒气反沉，其害转加。岂知五行惟水能灭火，何如内服辛凉苦寒之药，使火得水而自解乎？然水主乎气，又宜安胃气为主。诚使胃壮，则土亦能伏火。水土复，则自然邪不从邪，火不从火，毒不从毒，是火毒原从不正中来，还从得正中去矣。经曰：人生成于血气，败于阴阳。顺之则生，逆之则死。故以水救火，以气行血，妙法也。

治肿毒者，欲于危急之际，决断生死，必先视其胃气之有无。谷神不死，则可长生。谷神者，胃气是也。然胃居中州之地，藉肾气鼓动，如胃气败者，肾气先绝也。每有似毒而非毒者，医者不审真伪，见其肿痛红漫，便曰毒势甚盛，即将铁箍散敷贴，内服败毒发散之剂，攻伤胃气，耗损津液，其毒势愈甚。非毒而医成毒者多矣。殊不知因火邪客于经络，拂郁①不通，以致气血凝滞，津液血脉不能流行，结瘀而为红肿，是为假毒。宜导引血气，疏通津液，则热退结散已。虽然，治真毒亦惟此法，况假毒乎！

痈疽脉法

浮，肿疡为虚为风，溃疡为虚②。

---

① 拂郁：愤闷。拂，通“怫”。

② 为虚：此后《外科大成》卷一有“宜补”2字。可参。

沉，肿疡为邪气深，溃疡为遗毒在内。

迟，肿疡为虚为寒，溃疡气血虚寒，不能荣养肌肉。

数，肿疡为热为病进，洪数为有脓，溃疡为难愈。

紧，肿疡为寒为痛，溃疡主气血沉涩，为痛，为有外寒。

缓，肿疡大而缓为虚，溃疡为病脉相应，胃气充易愈。

滑，肿疡为热，溃疡为热①，为邪气未退。

涩，肿疡为气实气滞，溃疡为血虚，病脉相应。

弦，肿疡为痛为欲脓，溃疡为血虚为痛。

长，肿疡宜败毒②，溃疡为气治易愈。

芤，肿疡为血虚，溃疡为虚，为相应。

散，肿疡为气不收敛，溃疡为气血两虚，为痛。

代，肿疡为气血衰败，溃疡为元气竭绝。

伏，肿疡为阴中伏阳邪，溃疡为阳中伏阴邪，为流注浸淫。

结，肿疡为邪气结滞，溃疡渐匀则愈，不调则危。

洪、实、牢、促四脉，肿疡为邪盛为热，溃疡为邪气不退，难愈。

短、微、虚、弱四脉，肿疡皆为元气不足，溃疡为阴阳两虚，为脉病相应。

肿疡要法

《机要③》云：疮疡者，火之属，治分内外。若脉沉实，当先疏内，以绝其源；脉浮大，当先托里，恐邪气入内也。有内

---

① 肿疡……为热：《外科大成》卷一作“肿疡为热为痰，溃疡为热为虚”。

② 肿疡宜败毒：《外科大成》卷一作“肿疡为有余，宜内消”。

③ 机要：即《活法机要》。

外之中者，邪气至盛，遏绝经络，故发痈肿。此因失①托里及失疏通，又失和荣卫也。故大要须明托里、疏通、和荣卫三法。内之外者，脉沉实，发热烦躁，外无焮赤，痛源于内，其邪气深，故疏通脏腑以绝其源；外之内者，脉浮数，焮肿在外，形症外显，恐邪气极而内行，故先托里也；内外之中者，外无焮恶之形，内亦脏腑宣通，知其在经，当和荣卫也。用此三法，肿虽未能即差，必无变症，可使邪气峻②减而愈。

痈疽源论

丹溪云：痈疽因阴阳相滞而成。盖气，阳也；血，阴也。血行脉内，气行脉外，相并周流。寒与湿搏之，则凝结而行迟，为不及；热与火搏之，则沸腾而行速，为太过。气得邪而郁，津液稠黏，为痰为饮，积久渗入脉中，血为之浊，此阴滞于阳也；血得邪而郁，隧③道壅塞，或溢或结，积久渗出脉外，气为之乱，此阳滞于阴也。百病皆由于此，又不止痈疽而已。又曰：因荣气盛，偏助火邪而作，从虚而出于经络也。如太阳虚从背而出，少阳从鬓，阳明从髭④。微热则痒，甚热则痛，血虚则痛甚，热甚则肿甚也。诸经惟少阳、厥阴所生，宜预防之，以其多气少血也。血少而肌肉难⑤长，疮久未合，必成死症。苟不知此，遽用驱毒利药，以伐其阴分之血，祸不旋踵矣。

---

① 失：原作“先”，据《活法机要·疮疡证》改。下两个“失”字同。
② 峻：原漫漶不清，据《活法机要·疮疡证》改。
③ 隧：原作“隊”，据《外科理例》卷一改。
④ 髭：嘴上边的胡子。
⑤ 难：原作“虽”，据《外科精要》卷中改。

辨痈疽浅深论[1]

《集验》云：治疮疡须辨浅深。肿高而软者，发于血脉；肿下而坚者，发于筋骨；皮色不相辨者，发于骨髓。又以手按摇疮肿，根牢而大者深也，根小而浮者浅也。初起便觉壮热恶寒，拘急头痛，精神不宁，烦躁，喜饮冷者，深也；虽患疮疽，而起居饮食如故者，浅也。深浅之辨，吉凶分焉。

辨痈疽虚实论

痈疽须详虚实，然后用药。如肿起坚硬脓稠者，实也；肿下软漫[2]脓稀者，虚也。泻痢肠鸣，饮食不入，呕吐无时，手足俱冷，脉弱皮寒，小便自利，大便泄泻，声音不出，精神不爽者，脏腑虚也；大便硬，小便涩，腹痛膨胀，胸膈痞闷，口苦咽干，烦躁多渴，身热脉大，精神昏愦者，脏腑实也。脓水清稀，疮口不合，肿而不赤，肌寒肉冷，自汗色脱者，气血虚也；肿起色赤，寒热疼痛，皮肤壮热，脓色稠黏，头目昏重者，气血实也。头疼目赤，鼻寒心惊，咽喉不利，口舌生疮，烦渴饮冷，睡语咬牙者，上实也；精神不敛，大便自利，腰脚沉重，睡卧不宁，下虚也。肩项不便[3]，四肢沉重，目视不正，睛不了了，食不知味，喑嘶声败，四肢浮肿者，真气虚也；焮肿尤甚，痛不可近，积日不溃，寒热往来，大便秘涩，小便如淋，心神烦闷，恍惚不宁者，邪气实也。经曰：真气夺则虚，邪气盛则实。实实虚虚，一或少差，利害甚大，审之慎之。

---

① 辨痈疽浅深论：此论语本《外科精义·辨疮肿浅深法》。
② 漫：原作“慢”，据《外科理例》卷二改。
③ 便：原作“辨”，据《外科理例》卷二改。

痈疽固本论

丹溪云：痈疽因积毒在脏腑，当先助胃壮气，根本坚固，而以行经活血药为佐，参以经络时令，使毒气外发，施治之早，可以内消。河间治焮肿于外，根浅不深，形症在表，脉多浮，病在肌肉。非气盛则必侵于内，急须内托，宜复煎散除湿散郁，使胃气和平。如未已，再煎半料饮之。如便秘及烦热，少服黄连汤。如微利及烦热已退，却与复煎散，使荣卫俱行，邪气不能内伤也。

痈疽不可妄下论

东垣云：凡疮疡面赤，虽有伏热，禁不得攻里。为阳气拂郁，邪气在经，以托里荣卫汤之类。纵大便日不去，亦宜多攻其表，以发散之中，少加润燥之药。汗之则愈，切不可下也。

阳气脱陷论

疮疡阳气脱陷者，或因误服克伐之药，或因脓血大[①]泄，或因吐泻之后，或因入房过度，或因溃后劳役，元气亏损，或梦遗精脱、便血，或因虚而外邪乘之，或误用寒凉等药，皆能致气血脱陷。故显发热头痛，小便淋涩，或滑数便血，目赤烦喘，自汗发热，气短头晕，体倦热渴，意欲饮水，投水不入，身热恶衣，扬手掷足，汗出如水，腰背反张，郑声不绝等症，此无根虚火之假热也。若畏寒头疼，咳逆呕吐，耳聩目蒙，小便遗，泻痢肠鸣，里急腹痛，玉茎短缩，冷汗时出，齿牙浮肿，

① 大：原作“太”，据《外科枢要》卷一改。

肢体麻痹，或厥冷身疼，或咬牙啮唇，舌根强硬，此阳气脱陷之真寒证。皆勿论其脉，勿论其症，但见一二，急用参附补之，多有复生者①。

分经用药论

疮疡止发于一经，或兼二经者，止当求责于此一二经，不可干扰余经，以致犯禁坏逆之变，尤当随经络气血多少用药。盖气多之经，宜行其气；血多之经，可出其血。若夫少阳、厥阴，虽曰多气少血，然气血皆不足，一见痈肿，便与滋补，可保终吉。

肿疡论②

肿疡者，言痈疽未溃也。盖痈疽初起，须审其经络，所为势之肿漫，色之赤白，痛之微甚，毒之浅深，气之虚实。若肿高焮痛，便利调和，邪在表也，宜表散之；肿硬痛深，大便闭涩，邪在里也，宜利导之；外无拘急，内无闭塞，便利调和，邪在经络也，宜调和荣卫；肿焮不痛，或麻木不痛，邪气凝滞也，宜活其气血；若烦躁饮冷，赤痛外热，二便不通，火热内炽也，宜清凉解毒。若人饮食疏，精神衰，气血弱，肌肉消，宜参、芪大补；若微肿，微痛或不痛，阳气虚也，宜参、芪托里；微黯，微赤或不赤，真气虚寒也，宜参、附补气；若虚寒而不作脓，脓成而不溃者，阳气虚也，宜参、附以回阳。《痈疽论》云：肿疡内外皆壅，宜以托里表散为主。但见肿痛，参之

---

① 疮疡阳气脱陷……多有复生者：语见《外科枢要》卷一。
② 肿疡论：此论语本《保婴撮要》卷十一。

脉证虚弱，便与滋补，元气无亏，可保终吉。若不分受病之因，兼证之经，概行败毒，泛[1]扰诸经，诛伐无过，必致不起发，或不溃不敛矣。

溃疡论

溃疡者，言痈疽脓溃也。脓出肉腐，气血两虚，邪气亦退，脉之洪数，渐宜减退，赤肿渐收，疼痛俱减者为顺。但见脓后，须以补气血药为主，解毒佐之。若破后不溃，疮口坚硬者，风也，宜托里以散风；若溃后而䘌肉不去者，阳气弱也，宜助胃以壮气；若溃而疮口易收，乃气血中余毒，不至分消，即便长肉生肌，必防流注之患，宜托里以消毒；若溃后根脚尤焮赤，反展开澜，或不痛，此正气虚，毒气不退也，宜助正以消毒；若脓溃肿痛，或发寒热，气血虚寒也，宜大补气血；若溃后呕吐食少，脾胃虚弱也，宜开胃健脾；手足并冷，脾气虚寒也，宜姜、附以温气；若溃后而仍痛，或二便闭塞者，热毒未解也，宜清热消毒；热退而渴不退，津液不足也，宜滋液生津；热退而小便淋数，肾虚也，宜补金以生水；热不止，或肿痛反甚者，虚热内作也，宜健脾壮水；热退而肌肉不生者，气血俱虚也，宜大补气血；肉虽长而色紫者，遗毒也，宜助正解毒；疮色太白，或陷下不敛者，寒气所袭也，宜温气以散寒；脓血过多，烦躁不安者，阳脱也，宜独参汤以助阳。《痈疽论》云：溃疡内外皆虚，宜以托里补接为主。盖溃疡之变，皆因肿疡治失其宜，亏损元气所致。诚能谨之于始，则无后患矣。

---

① 泛：原作“乏”，据《保婴撮要》卷十一改。

内 消 法

《集验》云：痈疽之症，发[①]无定处。欲令内消于初起，施行气活血、解毒消肿之药。审浅深大小，经络所形，脉证虚实，各随本经标本寒温、气血多少，以行补泻。如发于胸背腰项臀腨[②]者，太阳经也，宜清热解表。腰连胁处，为近少阳，宜疏邪辅正。诸经惟少阳一经，虽多气少血，然气血皆不足，治与气血两虚同法。脉实者，宜疏利以消毒；脉虚者，宜助正以驱邪。气虚者，参、芪为主；血虚者，归、芍为君。肿痛发热，大便秘结，邪在里也，宜疏通之；肿焮[③]作痛，寒热头痛，邪在表也，宜解散之；焮痛肿甚，邪在经络也，宜和解之。微肿微痛而不溃，气血虚也，宜补托之；黯微肿痛而不溃，溃而不敛，阳气虚也，宜温补之。人知瓜蒌、射干、山甲、银花、连翘、地丁、大黄之类为内消之药，内消丸、牛胶饮、柞木饮、返魂丹为内消之方，不知补泻虚实，平治寒温，使气血各得其常，不治肿而肿自消也。

内 托 法

痈疽已成，血气虚者，邪气深实[④]者，邪气[⑤]散漫者，不能突起，亦难溃脓。或破后脓少，或脓清稀，或坚硬不软，或难得脓，而根脚红肿开大；或毒气不出，疮口不合，但肿不赤，

---

① 发：原脱，据《证治准绳·疡医》卷一补。
② 腨：腓肠部，俗称小腿肚。
③ 肿焮：原脱，据《证治准绳·疡医》卷一补。
④ 实：《证治准绳·疡医》卷一无，宜删。
⑤ 邪气：此后原有“浅”字，上下文义不协，据《证治准绳·疡医》卷一删。

结核无脓者，皆气血虚邪盛之故。必须内托，令邪气出于肌表，则易愈矣。若脓已出，败肉去，红肿消，当大补气血，使肌肉易长。人知驱毒即为内托，不知补气血，正所以托内也。

止痛法

疮疡症候，或寒热虚实，皆能为痛。止痛之源，须审邪之所在，证之所因。如寒热而痛，邪在表也，宜解散之；便闭而痛，邪在里也，宜利导之；焮肿而痛，血气凝滞也，宜散滞活血；作脓而痛，宜托里消毒；大痛或不痛，或麻木，毒气盛也，宜固正驱邪；脓胀而痛，宜内托而溃脓；出而反痛者虚也，大补之。秽气所触者和解之，因热而痛者壮其水，因寒而痛者温其气，因风而痛者散其风，因湿而痛者导其湿，燥而痛者润之，塞而痛者通之，恶肉侵溃者引之，经络壅滞者活之，阴阳不调者和之。大抵痈疽不可不痛，若大痛闷绝者危。

生肌法

人知收涩之品可以生肌，不知生肌之法，当先理脾胃，助气血。肌肉乃脾胃所生，收敛乃气血所主，二者相济以成者也。故溃后收敛迟速，皆由气血盛衰。肌肉不生而色赤，脾虚血热也，助脾以清热；肉白而不敛，脾虚气寒也，健脾以温气。哺热内热，阴虚也，壮水为主；脓水清稀，气血俱虚也，大补为先；少食体倦，脾气虚也，补中益气；烦热作渴，起居如常，胃热也，生津止渴。若疮疡久不愈，皆元气不足，或因邪气凝滞于患处，能调补脾胃，则元气自足，邪气自消，死肉自去，新肉自生，而疮自敛。使不保其本而徒治末，能免后患乎？

别疮疡五善七恶

疮疡之作，皆由膏粱厚味，醇酒炙煿，房劳过度，七情郁火，阴虚阳矮，精衰气弱，命门火衰不能生土，土不能生金，水绝其源，邪火独炽，外邪内袭，气血受伤而为患。当审其经络受症，标本缓急以治之。若病急而元气实，先治其标；病缓而元气虚，先治其本；或病急而元气又虚，必先治本而兼治标。然症有五善七恶。五善者，动息自宁，饮食知味，便利调匀，脓溃肿消，水鲜不臭，神采精明，语言清朗，体气和平是也。此属腑症，病微邪浅，更能慎起居，节饮食，虽勿药自愈。七恶者，大渴发热，或泄泻淋闭，邪火内淫，一恶也；脓血既泄，肿痛尤甚，脓色臭败，胃气虚而火盛，二恶也；目视不正，黑睛紧小，白睛青赤，瞳子上视，肝肾阴虚，三恶也；短气喘粗，恍惚嗜卧，脾肺虚火，四恶也；不能下食，服药而呕，食不知味，胃气虚弱，五恶也；声嘶色败，唇鼻青赤，面目四肢浮肿，脾肺俱虚，六恶也；体弱不食，脓泄太多，臭秽异常，七恶也。此五脏亏损之症，多因元气虚弱，或因脓水出多，气血亏损，或因汗下失宜，荣卫消烁，或因寒凉克伐等药，胃气受伤，以致真气虚而邪气实，外似有余，内实不足。纯补胃气，多有生者，不可因其恶而遂弃之。大抵五善见三则瘥，七恶见四则危矣。

辨疮疡阴阳治法难易

属乎腑者为阳，属乎脏者为阴，治阳易而治阴难，何也？阳从实发，阴从虚起。实者或汗散，或疏利，其毒自愈。至于阴疽，外无形症，内多虚弱，汗散则虞亡阳，疏利则虑亡阴，惟宜参、附大补命门之火以生土，土健则根本固，阳气一旺，而阴邪自不敢为患。苟徒恃克伐之品以驱毒，毒未必去，而危症立见矣。

坏证治法

凡患肿毒，有他医已经汗下灸焫攻伤，以致毒陷，而医反言毒势盛，再进攻毒之剂，致胃气受伤，精血耗极，将立惫者，宜急救气血，使毒得所资化以生脓，方为上策。如气虚不能作脓，血虚不能生脓，宜急补托。里气虚，宜大剂人参以补元气；表气虚，宜大剂黄芪以助表阳。虚热，佐甘草以泻阴火；血不足，补以熟地；血热凉以生地，和以当归；血中滞者，使以川芎；血不足，不能应毒者，宜大剂归、芍；气凝而生虚热者，加桂以温其血；未破者，加木香以破滞生脓；口未满者，加白芷、金银花，入补养血气药中。或攻治太峻，则伤中气而生虚烦，宜加麦冬、五味，倍用人参；或脾胃虚弱，宜参、苓、术、草以固本。不然，恐生变症。如肾水不足者，早辰①宜服六味地黄丸，无使妄动而生虚火；或肾气虚寒，宜进增损八味地黄丸，以扶命门火，资生元气。

疮疡提纲

大抵外科纲领，重在知气血，兼参七情调理。须问其未病之先，所喜何事？所为何因？喜食何味？致今日所苦之源，方免实实虚虚之祸矣。

问曰：寸口脉微而涩，法当亡血，若汗出，设不出汗者云何？答曰：若身有疮，被刀器所伤，亡血故也。浸淫疮，从口

---

① 早辰：即早晨。

起流向四支①者，可治；从四支流来入口者，不可治②。

（申）足太阳膀胱经

足太阳经，由眼大角循额上发际，入络脑，下项，循肩髆内，夹脊抵腰中，过膝腘以下，贯腨内，出外踝之后，循京骨③，至足小指外侧之端。此经系诸经之纲领，众脏之川原。内之有形者，莫不系于背，故十二经之阳，著于此。

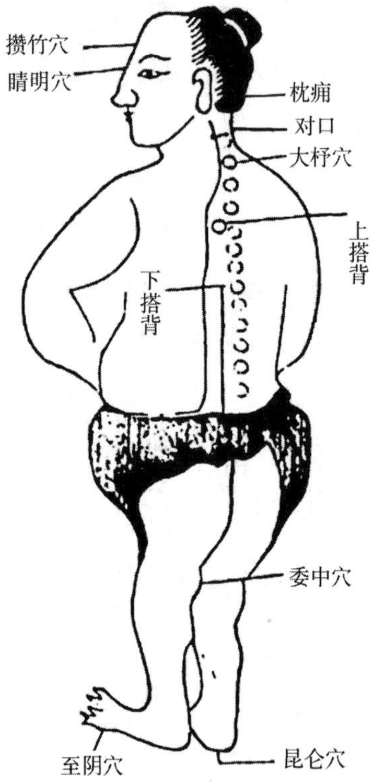

足太阳膀胱经图

① 四支：即四肢。支，通“肢”，下同。
② 寸口脉微而涩……不可治：语本《脉经》卷八。
③ 京骨：足小趾外侧本节后突出的半圆骨。

患毒者，恶极变异，死生关系，以此经太阳主司，邪气难入也，因本经不足，则标邪凑之。况是经多血少气，若阴逆则阳失其宣化之令，血气凝结，闭塞清道，而气血不能止复归源，著而成毒。因而下焦肾肝不足，结为下搭①；中焦脾胃兼虚，结为上搭②；上焦心肺不足，结为对口枕痈。夫阴胜于阳者发为痈肿，为可生；阳虚阴弱者结为疽，陷而不起，不知疼痛，内症不觉，口微干而烦者，为难起。患痈者宜宣阳救阴，养水以灭火，无使毒陷，内攻五脏；患疽者宜救阳归阴，使毒焮发，无使毒陷，害于元神，方可免死。

下搭背主方　白芍三钱，熟地、枳壳、木瓜各二钱，贝母五钱，牛膝、黄柏各一钱，山楂一两。长流水三盏，先将贝母、山楂、枳壳煮四五沸，再入众药，合煎至一钟。饥时热服。

上搭背方　白芍、白术、贝母各五钱。长流水煎，食远热服。初起时，宜日夜进二服。

对口枕痈主方　贝母二两，木香一两。长流水煎，不拘时服。

（酉）足少阴肾经

足少阴经，从脚底心涌泉穴起，循内踝之后，上腨内，出腘内廉，上股内后廉，贯脊属肾络膀胱，上贯肝膈，入肺中，循喉咙，挟舌本。

---

① 下搭：又称下搭手。指有头疽生于肾俞穴及肓门穴者，属发背范畴。因患者双手由下可搭触到而得名。

② 上搭：又称上搭手。系有头疽生于背上部肺俞穴处，手由上可搭着者。

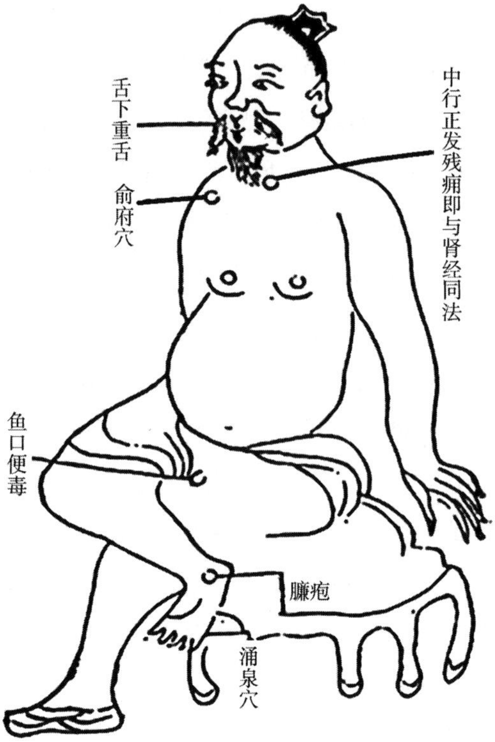

足少阴肾经图

是经多气少血，主司生化之源。因浸淫纵欲，邪火抑郁，燥热而患毒，法当活血通经，清肝润燥，不可攻毒以伤阴。盖阴伤则毒愈结，留滞而不去，变症多矣。凡鱼口便毒①后而成臁疮者，多由此也。其或毒留咽喉，则终身遗害，可不慎与！

喉痈本于肾热，法当清肾以泻心火。经云：诸疮疡皆属心火。宜服后方。

---

① 鱼口便毒：病名。由于硬下疳引起的横痃破溃。鱼口的命名来源有二说：一为左称鱼口，右称便毒。二为因其创口久久不敛，呈长形如鱼的嘴。

玄参、天冬各二钱，枳壳一钱五分，山楂五钱，贝母、知母各三钱。长流水煎，随便徐服。

吹药方 姜蚕（烧存性）十尾[①]，雄黄、朱砂各八分，秋石五钱，冰片一分，薄荷三钱，滑石二钱，真血竭、儿茶、硼砂各一钱。俱末，下午吹入患处。

便毒鱼口，或治以攻毒之剂，幸而获效，其害人实甚。殊不知此为淫邪中于阴分，名为阴结。法当破阴以行阳，使阳得令则解矣，宜服后方。

山楂五钱，归尾三钱，川芎、枳壳各一钱，生地、白芍、槟榔、木瓜、贝母、黄柏、知母各二钱，牛膝一钱五分。河水煎，食远服，日进二服。

如他医治过，疮口不收，用甘草汤温洗过，将赤砂糖敷，日夜换三次，即收口。

重舌，将前吹药点，宜服后方。

山楂、生地各三钱，陈皮、甘草各一钱，黄连一钱半。水煎，随时徐服。

臁疮，由肾虚湿热所致。每早空心服六味地黄丸，加肉桂一两。

膏药方 犍[②]猪骨髓一两，轻粉七钱，乳香、松香、雄黄、血竭各二钱，朱砂、石龙骨各一钱，炒甘石（三黄水煅过）三钱，香油一两五钱，黄蜡四钱。镕化和前药，匀成膏，摊贴。

① 十尾：原在“烧存性”前，据文例乙转。
② 犍猪：原作“建猪”，据本卷下文改。

（戊）手厥阴心①胞络经

手厥阴经②，由乳后天池穴起，上腋循臑内，下肘中，入掌出中指之端中冲穴止。

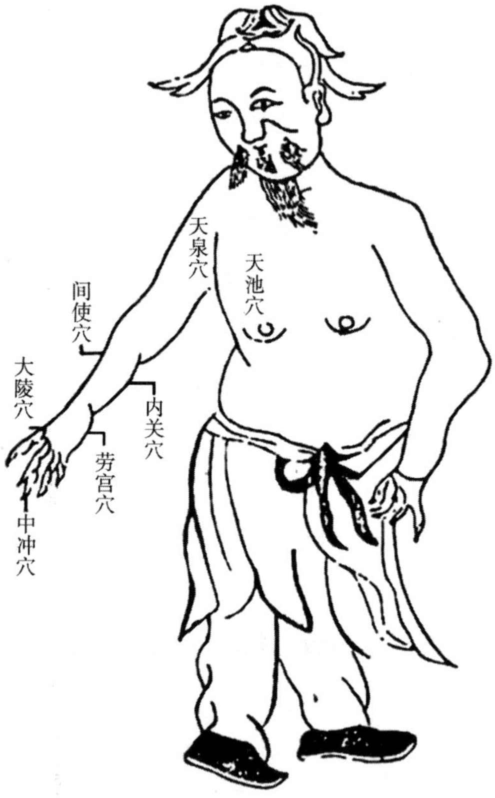

手厥阴心胞络经图

是经多血少气，主司化生阴血。因烦劳忧郁而成毒，法当

① 心：原脱，据目录补。

② 经：原脱，据上下文例补。

通经理气和血，戒伤损血气，用清化之剂以宣和之，当服后方。

贝母、白芍、天冬、麦冬、枳壳、丹皮各二钱，金银花、山楂各五钱。先将金银花用水三碗，煎二碗，方入众药，煎一碗，服。

（亥）手少阳三焦经

手少阳经，由小指次指起，循手表腕①，上贯肘，上肩，入缺盆，布膻中，上项，系耳后，出耳前，下颊至项。

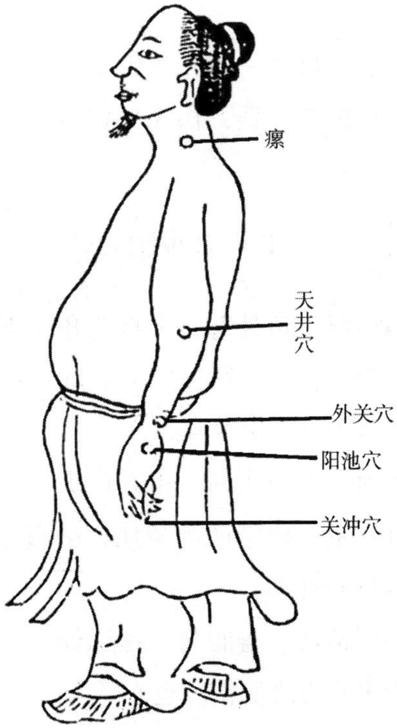

手少阳三焦经图

① 手表腕：指手背腕关节处。手表，指手背。

是经多气少血，主司诸阳。因表里失于参和，妄想失意，三阳火动，无所止息，致烦热拂郁而生毒，法当宣调阳火，使阳复阴行，统诸阳而运阴，则自解已。若妄投败毒之药，过伤中清之令，而败其血液①，必变生杂病矣。

结核瘤气，由三焦之阳气不清，则阴水不及，故阳气郁结，而为核为瘤。初宜灸关冲、阳池二穴，以绝其根；外贴琥珀千捶膏，空心服六味丸，以取充任三焦之水，使水足则经络自清，气道自畅；兼服平肝救金水之剂，使少阳得令。宜服后方。

天冬、麦冬、川芎各一钱，当归七分，白芍、贝母、桑皮各二钱，生地、山楂各三钱，枳壳一钱五分。长流水煎，食远热服。

（子）足少阳胆经

足少阳经，由眼小角外起，上抵头角，下耳后，循颈至肩上，入缺盆以下胸中，过季胁，以下合髀厌②中，以下循髀阳，出膝外廉，直下抵绝骨，出外踝之前。

是经多气少血，主司决断。由真阳失令，狐疑不决，以致阳火抑郁，耗烁阴液，留结而为瘰疬，法当补阴以舒阳，使阳气振，则经络宣行而解矣。

此经与手经同治法。盖胆与三焦二经，不从标本而从乎中治者，以二经皆由相火之所司故也。

---

① 液：原作“腋”，形近而误，据文义改。

② 髀厌：又称髀枢，即髋关节。髀，原作“脾”，据下文改。

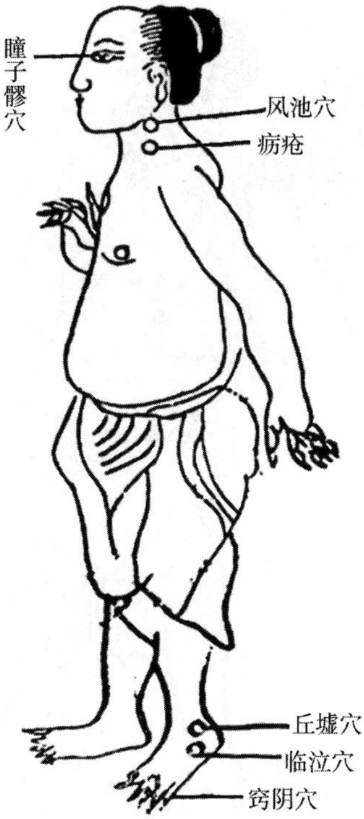
瞳子髎穴
风池穴
疬疮
丘墟穴
临泣穴
窍阴穴

足少阳胆经图

(丑) 足厥阴肝经

足厥阴经，由足大拇指大敦穴起，上内踝，循膝腘内廉，上循股阴，还[①]绕阴器，抵小腹，斜上季胁，抵乳下期门穴。

是经多血少气，主司将军，又为阴尽之处。或因暴怒抑郁，逆则阳无所施，而阴失所宣运，血凝气滞而毒生，法当活血破气开结。若攻毒太过，恐阴尽之处，难收功也。

① 还：同“环”。环绕。《灵枢·经脉》作“环”。

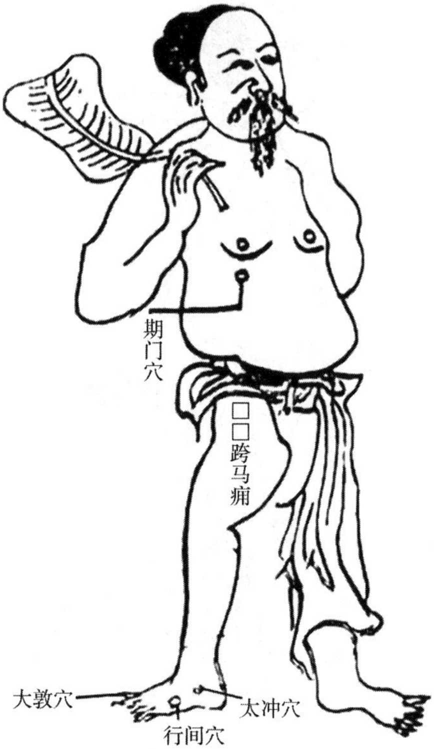

足厥阴肝经图

主方　山楂、白芍各五钱，肉桂一钱，木瓜、牛膝各三钱，枳壳二钱。先将甘草节五钱，煎汤三大盏，后入众药，煎一盏服。

（寅）手太阴肺经

手太阴经，起于中焦，循胃口，上膈，横出胁下，循臑①内，下肘中，入寸口，上鱼际，出大指之端。

① 臑（nào 闹）：谓上臂。

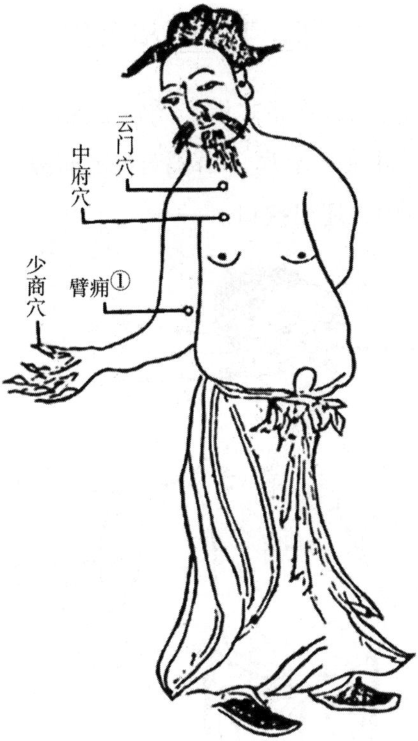

手太阴肺经图

是经多气少血，主司相傅②，其体阴而用阳。因忧疑不乐，以致气滞血结，则肺胃不冲③，留结为毒，当舒阳和血，养肺助胃。

主方 白芷、炙甘草节各二钱，桂枝、金银花各三钱，白芍、木香各五钱。长流水煎，食后服。

---

① 臂痈：原作“腕痈”，据《医宗金鉴·外科心法要诀》改。
② 相傅：谓辅助君主治国的宰相、相国。
③ 冲：平和。

（卯）手阳明大肠经

手阳明经，起大指次指之端，循指上廉，出合谷两骨之间，循臂上廉，入肘外廉，上肩，出髃骨[1]之前廉，下入缺盆，上颈贯颊，入下齿中，还出挟口。

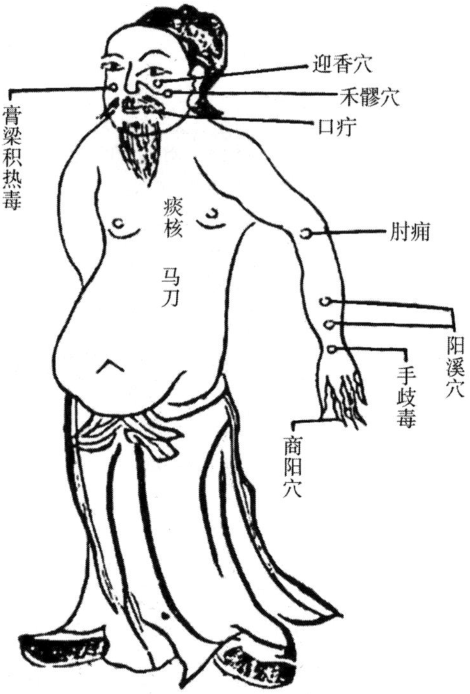

手阳明大肠经图

是经多气多血，主司传送。因过食辛热厚味，有伤脾肺成毒，当清利滋融，宣通气血。盖大肠本燥金之化，属庚，然与乙木相合，得肝血以润之，诸毒自解。初起宜服四物冲和汤，

① 髃骨：指肩胛骨与锁骨连接处，即肩髃穴处。

下午将茶化下琥珀丸，使内清则外自解。如他医以毒药攻伤，则胃气弱而正气虚，急宜理胃生阴，服后方。

石菖蒲、扁豆各五钱，白术、贝母、生地、白芍各三钱，薏仁、麦冬各二钱，甘草一钱。将菖蒲用水三盏，煎二盏，后入众药煎一盏，随便服。

（辰）足阳明胃经

足阳明经，起于鼻之交頞中，下入上齿中，还出挟口，循颐出大迎前，下人迎，循喉咙，从缺盆下乳内廉，入气街中，以下髀关①，抵伏兔②，下膝膑，循胫外廉，下足跗③，入中指间。

是经多血多气，主司水谷之海。盖阳明藉甲胆之气而宣化，若忧怒伤阳，则阴无所化，浊气壅结，而生痰核、乳痈等症，当破气活血，散邪开郁，治法与手经同。

---

① 髀关：穴名。位于大腿前上方股关节处。

② 伏兔：穴名。位于大腿前方肌肉隆起处，形如兔状。

③ 足跗：足背。

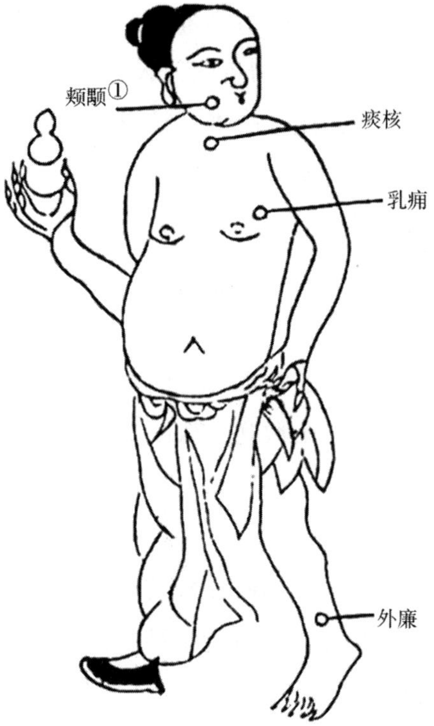

足阳明胃经图

（巳）足太阴脾经

足太阴经，起于足大指之端，循指内侧白肉际，过核骨②，从上内踝前廉，循胫骨，上膝股内前廉，入腹上膈，挟咽连舌本。

是经多气少血，主司运化。因忧思抑郁，不得其志，久则

① 颊颐：即颊痈，又称鱼腮风。指腮颊部红肿突起、疼痛，伴壮热口渴等症的疾病。

② 核骨：第一跖趾关节内侧凸出的圆骨，因形如果核而名。此后原有“从”字，据《灵枢·经脉》删。

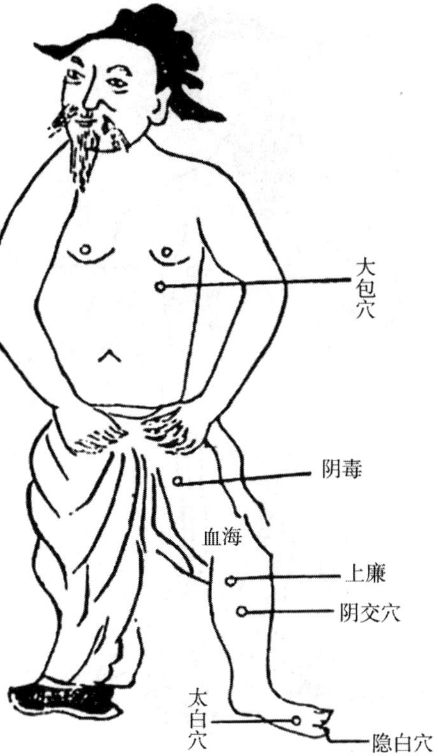

足太阴脾经图

伏于肉骨之间，名曰阴毒，当温骨则肉和，肉和则毒化。若妄攻之，则伤胃损脾，恐成冷漏。

主方　石菖蒲、贝母各一两，肉桂、牛膝各三钱，木瓜、白芍各五钱。长流水煎，日进二服。

（午）手少阴心经

手少阴经，从心系上肺，下出腋，循臑内后廉，下肘，循臂内后廉，入掌内后廉，至小指内侧。

是经少血多气，主司神明。因人游思妄想，志意不遂，致

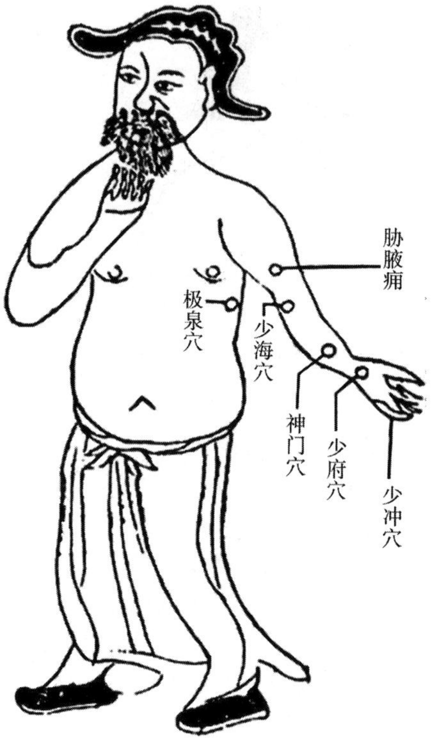

手少阴心经图

伤阳神而患毒。经曰：诸病疮疡，皆属心火。此一经应十二经之变化，然因本经受病为实邪，如从他经传症为虚邪。宜救肾水，以奉养心火，使其无变，尤须临机救应。

主方　黄连（酒洗）、甘草（炙）各三钱，白芍一两，贝母五钱。水煎，热服。

（未）手太阳小肠经

手太阳经，由手小指外侧起，上腕，循臂骨下廉，出肘内侧两筋①之间，上肩胛，入缺盆，循颈上颊，入耳中。

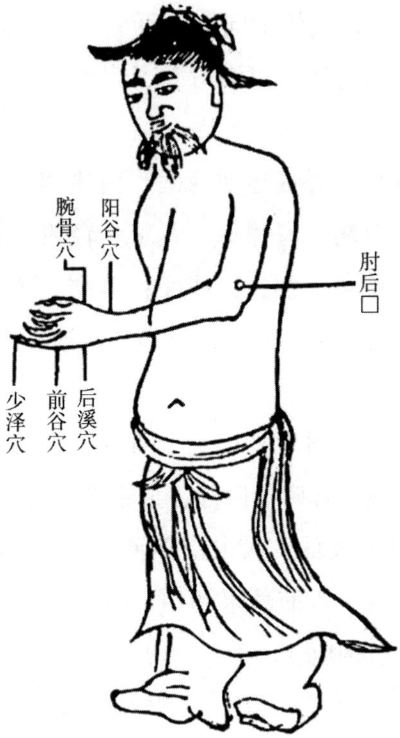

手太阳小肠经图

是经多血少气，主司受盛，属丙为阳火。而丙辛又化水，水火失调，则不能变化而毒成，当宜通清解。

主方 山楂二两，贝母、白芍各一两。长流水煎，热服。

附：神效膏药三种

琥珀千捶膏 蓖麻肉四两，真爪儿血竭、真乳香、没药、松香各二两，朱砂、儿茶各一两，蟾酥（人乳、酒浸开）、

① 两筋：《甲乙经》卷二、《太素》卷八作“两骨”，宜参。

硇砂[1]各五钱，冰片三钱，轻粉八钱，麝香二钱。先将蓖麻捣烂，次入松香捣，次入蟾酥同捣七百下，再入众药末，捣千下，将磁器收贮，黄蜡封固，以酒煮化，青绢摊贴患处。未成脓者即消。

收口神异膏 新鲜犍猪油八两，白蜡四两，冰片、麝香各一钱半，没药、血竭、海螵蛸、儿茶、轻粉、象皮、赤石脂各五钱。俱末，先将猪油熬，去渣净；再熬，滴水成珠，入蜡熬化，倾磁瓶内，稍冷定，入前药末和匀，连瓶入锅，水煮片时，取起摊用。

万金膏 黄丹（制同前）三十两[2]，真降香、沉香、檀香、麝香、乳香各三钱，真麻油四斤，金银花二斤。俱入锅内熬枯，滤去渣；再熬滴水成珠，入人参四两，文火熬数沸；渐下丹，待成膏时，稍冷定，入前药末和匀，将磁瓶收贮封固。此膏治背疮诸大毒，收口神应。

收口灵药方 铅粉（旧销，银礶[3]煅红，去坠底粉）、轻粉、白蜡、珍珠、炉甘石（煅红，用童便焠，黄芩黄柏黄连汤，共煅三次）各一钱，冰片三分，寒水石（银礶煅红，瓦盖防爆，先研细末）、海螵蛸（河水浸去咸味）、白螺灰（即土墙上小白螺壳，洗净，去泥，炒灰）各二钱。共成末，礶贮听用。

万圣乳金散 粉霜（飞过，升，打三次）、真轻粉、石粉（即禹余粮粉）各一两，蜣螂（酒洗，炙燥存性）一个[4]，龙脑三钱。俱末，先将猪蹄汤用竹纸抹去油，加川椒三钱、葱五根、

---

① 硇（náo 挠）砂：即硇砂。

② 三十两：原在“制同前”前，依文例乙转。

③ 礶：同“罐”。

④ 一个：原在“酒洗，炙燥存性”前，依文例乙转。

食盐二钱，同煎数沸，淋洗患处；拭干，将药末扫上，外用万金膏护贴。

温分融阴汤　治毒初起，痛甚，憎[1]寒壮热。

白芍八钱（生用），能收阴气以宣行阳道，应金，得水以应土。肉桂三钱，凡用白芍必用桂，能温分肉行阴从阳，又接引少阳，应阳明肌肉，以通瘀壅。白芷三钱，入阳明经，为引经圣药，得此辛者，伏腐臭以化为神光。如瘦人或中气不足者，加红枣十枚，通经络以助中气，而胜外邪。长流水煎，半饥半饱时热服。

冲阳宣阴从化汤（胃气壮者宜此，胃气弱者宜前方加人参三钱）

贝母四两（用长流水五碗，煎汤三碗，去贝母入后药，煎至一大盏，入无灰好酒一杯和服），白芷、山楂、白芍各五钱，淮生地八钱。临服时磨真广木香一钱，和服。

从阴温髓汤　治阴疽。

人参一两，白芍八钱，肉桂三钱，熟地五钱，附子轻则一钱，重则三钱。水煎，不拘时，热服。善饮者加酒半盏，以助药力。

痈疽兼外感内伤

凡患恶毒，或已溃未收口，又外冒风寒及伤饮食，致发热头疼、腹痛等症，此因先虚其本，而后致其标。宜照妇产后法治，先保气血，毋使妄动，触犯本毒，宜服后方。

养荣保化调中汤　丹皮、山楂、白芍各三钱，生地二钱半。

---

① 憎：原作“增”，形近而误，据文义改。

气弱加人参二钱，血虚加熟地二钱，天冬（去心）一钱半。长流水煎，食远热服。如服后热退身凉，遂日用补托法；如未退，再服前剂。必待热退为止，戒换方。

患毒兼别症①

患毒兼泄泻者，宜理气以健脾，使气旺善食，乃生脓长肌，或头眩晕，亦宜服此药，由脾气不足，致精血少生故也。

温中消毒托里汤 人参（微炒）、白扁豆（炒去壳）各五钱，甘草（炙）八分，云术（土炒）、石斛（盐水洗，饭上蒸）、白芍（煨）各三钱，白芷二钱，砂仁（研）七分。如腹疼，加山楂一钱。水煎，食前热服。

患毒不论已未收口，如阴虚火动，宜扶三焦之源水，以生胃气，服后方。

益阴养荣汤 人参、淮熟地各三钱，天冬、麦冬各钱半，丹皮、生地各二钱，肉桂一钱。水煎，食远热服。

肿毒由积郁而成，无论已未收口，宜服后方。

益阴冲和汤 人参、生地各五钱，石菖蒲、山楂、白芍各三钱。长流水煎，加酒一杯，食远热服。

高年患毒，由阳衰血弱，精水不足，宜服后方。

八味地黄汤 人参三钱，白芍、熟地、附子各二钱，白茯苓、肉桂、山药各一钱，当归一钱半。水煎，食远热服。

患毒由胃弱脾虚，劳役过度，宜后汤调理。兼肾虚者，空心服六味丸。

补中益气汤（方见劳伤门） 血虚者加蒸晒熟地二钱，肉

---

① 患毒兼别症：原脱，据目录补。

桂五分；患在下部及脚软者，加牛膝肉钱半。长流水、红枣煎，食远热服。夏月加麦冬钱半，五味子五分；阴火动者，加炒黄柏八分。

忧虑过度而患毒，宜服归脾汤（方见劳伤门）。

胃气弱食少，中虚而患毒，与诸毒不同。他毒由①胃气壮，杂食过度，故毒甚。若因气弱血滞而来，其症轻，但人不胜任而觉重，宜培养胃气，使之善思肉食，其痛乃止。已成易脓，未成易消，宜服后方。

加味四君子汤 云术（炒）五钱，人参、黄芪各三钱，炙甘草节八分，石斛二钱半，白芷一钱半，扁豆（炒，去壳）、白芍（酒炒）各二钱。枣水煎，昼夜频频热服。

肿毒未收口，暴怒，致疮裂痛甚急，平肝养血服。

平肝养卫汤 白芍五钱，麦冬二钱，肉桂一钱，白芷、熟地、丹皮各三钱，归身钱半。气虚者加人参三钱。长流水煎，不拘时热服。

益阴扶阳汤 治梦泄遗，致疮溃不收口。

枸杞五钱，白芍、白术、熟地、人参各三钱。长流水、大枣煎，食远热服。

疔　疮

疔疮初生，或肿或陷，青黄赤黑无定色，烦躁闷绝，呕吐恶心，或先痒后痛，或先寒后热，热后复寒，四肢沉重，心惊眼花；刺疮口，不痛无血，是其候也。生两足者，有红丝至脐；生两手者，有红丝至心；生唇面者，有红丝至喉。须用针挑破

① 由：原漫漶不清，疑为“由”。

其丝，使出恶血，随用拔疔膏贴疮上，服清心消毒至宝丹。切禁火灸。仍察表里虚实上下用药，脉浮数者，宜散之；脉沉实者，宜疏利之；表里俱实者，解表攻里。麻木不痛与大痛者，速治，须于四畔刺出恶血，生下部者尤宜。盖至阴之下，道远位僻，药力难到；若用峻剂，恐药力未到，胃气先伤，故宜出血也。

拔疔膏 西牛黄三分，大白珍珠（腐制）七分①，金顶砒、真蟾酥（乳浸）、明雄黄各一钱，大朱砂、白鹏砂、腾黄各八分，番硇砂五分，血竭、滴乳香各四钱，没药二钱，轻粉、儿茶各三钱。俱末，用蓖麻仁共捣成膏，密贮听用。如日久药干，用蓖麻油润，每遇疔疮，约其疮形大小，以一饼贴，过日更换，其疔即出。

清心消毒丹 滴乳香四钱，明雄黄、没药、琥珀各三钱，绿豆粉、川贝母（去心）各一两，硼砂二钱，血竭、大朱砂、明矾、阿胶（蛤粉炒成珠）各五钱。共末，每服二钱，甘菊花、金银花各五钱，煎汤下。毒轻者日一服，毒重者日二服。

追毒丸 治疔毒、阴疽等重症。

蜣螂百枚，烧酒浸二时，取起，以童便煮一滚，用土包，煅末听用。真蟾酥九钱，去木骨，净，烧酒浸一宿，待溶软，用前蜣末三钱，与酥和匀，分为五分②。先将一分捏作饼，火煅存性，研碎；又以一分作饼，再煅再研，如此五次完。蜈蚣去头足，炒枯，二分，雄黄一钱，俱末，与前药末和匀听用。凡用麝香一分，和匀前末五分，以甘草膏为丸，胡椒大，飞过

① 七分：原在“腐制”前，据文例乙转。
② 分：同“份”。

朱砂为衣。大人五六丸，小儿三四丸。毒在上部酒下，在下部白汤下。毒轻者，服药即呕或泻，可减一丸；重者，服药不呕泻，再加一二丸。量人大小虚实用之，忌羊肉（此方临用为丸，见效尤速。若丸久药干，则难化而效缓矣）。

甘草膏　甘草节四两，水三碗，煎一碗，滤汁别贮；再以水二碗，煎一碗，滤汁；再入水一碗，煎半碗，滤汁，淀清，去滓脚；再熬至一小碗，以赤砂糖色为度，如嫩再晒。

煎药方　甘菊花、川贝母、金银花各二钱，半枝莲一钱半，赤芍、连翘、地丁、生甘草、天花粉、乳香各一钱，皂角刺、玄参、薄荷、归尾、柴胡、白芷各八分。水煎，照病上下服。

针刺疮出血，冷水调东丹①、明矾等分敷。

流　注

流注之源，或因忧思郁怒，亏损肝病，或因饥饱劳役，复伤气血，致荣气不从，逆于肉理，腠理不密，外邪客之；亦有湿痰及跌仆血滞，因而气流而注，血注而凝。或生四肢关节，或流胸腹腰臀，或结块，或漫肿，皆属虚损。若肿起作痛，肢体倦怠，病气有余，形气不足，尚可治；漫肿微痛，形气病气俱不足，最难治。总宜十全大补、八珍、归脾、补中益气、六君诸汤加减。忌攻利之药，使元气愈弱。

敷药方　五倍子（炒）五两②，陈小粉（炒）四两③，乳香、没药、血竭各一两，雄黄、轻粉各五钱。共末，葱汁加醋调敷。

---

①　东丹：即铅丹。

②　五两：原在“炒”前，据文例乙转。

③　四两：原在“炒”前，据文例乙转。

煎药方 人参三钱，黄芪（炒）、木瓜、肉桂、归身、杜仲（炒）各一钱，白术（土炒）、贝母、山药、金银花各二钱，木香、白芷、砂仁（炒、研）、甘草、乳香、陈皮各八分。煨姜、枣水煎，照病上下服。

悬　痈①

属任督二经，此处名海底穴，又名会阴穴，乃真气过脉处。或入房忍精不泄，或用房术药，霸截精道，或用力入房，致伤元气，气弱不行，以致邪气乘虚而入，结毒于此，务贵速消。若破损出脓，最难收敛，久则成漏，元气到此则泄，必成虚损。始终俱用参、芪滋补，切戒攻毒。

服药方 沉香（磨）、陈皮、黄芪（炒）、白芷、玄参、丹皮、肉桂、茯苓、乳香各八分，人参、山药（炒）、杜仲（炒）、白术（土炒）各二钱，甘草五分，金银花一钱。煨姜水煎服。

敷药同前。

乳　岩

属肝脾二经，郁怒，气血虚损。故初起小核，结于乳内，肉色如故，内热夜热，五心烦热，肢体倦怠，妇人则月经不调。加味逍遥散，效；瓜蒌散，多自消散。若日积月久，其核渐大，色赤，出水腐溃，深洞如岩穴状，归脾汤及多用参可治。若误用攻伐，危殆立至。

未溃服药方 人参二钱，白术一钱半，木香、橘红、乳香、

① 悬痈：指会阴部的脓肿。

茯苓、白芷各八分，川贝母、当归各一钱，甘草五分。加圆眼①煎，食后服。

已溃服药方 人参三钱，五味子三分，黄芪（炙）一钱②，山药（炒）、白术（土炒）各二钱，莲子（去心）廿粒③，山茱萸、神曲（炒）、茯苓、麦冬各八分，甘草五分。加枣煎，食后服。敷药同流注。

已破渗药方 朱砂四钱，血竭、乳香、黄鱼脑骨（煅存性）各一两④，轻粉八钱，真降香六钱，紫河车、琥珀、珍珠（腐制）各五钱⑤，龙骨（煅存性）二钱半⑥。共末，人参二两，煎脓膏，和诸药，调匀爆干，再研细末掺。

香白芷、川贝母各五钱。水、酒各一碗，煎八分，温服。如有脓即从乳孔出，硬肿即溃。溃后用贝母末渗，易完口，

肠 痈

病肠痈者，身体甲错，腹皮急，按之濡，如肿状，小腹肿，按则痛，小便数如淋，时发热，自汗，复恶寒。其脉迟紧，脓未成，下之，当有血；脉洪数者，脓已成，不可下，服后汤。

葵根汤 肠痈已、未成，俱效。

葵根一两，陈皮、皂刺各二钱，金银花、甘草节各三钱。姜水煎服。

---

① 圆眼：即龙眼。
② 一钱：原在“炙”前，据文例乙转。
③ 廿粒：原在“去心”前，据文例乙转。
④ 各一两：原在“煅存性”前，据文例乙转。
⑤ 各五钱：原在“腐制”前，据文例乙转。
⑥ 二钱半：原在“煅存性”前，据文例乙转。

眼　疾[1]

一人眼痛，大便难解，服大黄八两，眼微退，便渐涩或闭。调理二月，舌口燥，内热烦闷，腰如火烧，胸膈痛，一日一吐，诸药不愈，发热自汗。五月后复邀治，曰：此内伤不足症，再用寒凉必死。病者曰：吾乃火也。又迟数月，初用保元汤，加附子、干姜、肉桂、白术、当归四剂，微汗将至，五剂而身微疏畅；至三十剂，用参斤半[2]，大便顺，身热退而怕寒；后更加鹿茸，服参二斤，来年六月，仍不能去棉衣被。后服附子八十，桂、姜、鹿角胶各十斤，乃愈[3]。

洗各种眼病，川黄连三分，杏仁（去油）三粒[4]，轻粉五厘，归尾一分，明矾三厘。共入磁器内，以天水[5]一茶杯，煎至大半杯，用绵纸盖隔，取纸上清水蘸洗，并挑入眼头角内，闭目片时。其苦水从鼻中流出，红减肿消，昏者即明。

治火眼，童便调干黄泥，临睡时敷上下眼皮，三次愈。

火丹，芒硝入黄瓜肚，置磁器内，入地中月余，尽化为水，以水搽患处。

耳内生脓及耳漏，五倍子烧存性，少加麝香共末，吹之。

蛇　咬

急饮好醋二碗，令毒气不随血走，或清油亦可。腊月初一，

① 疾：原脱，据目录补。
② 参斤半：原作“三斤半”，据《医学秘奥》卷三改。
③ 一人眼痛……乃愈：语本《医学秘奥》卷三。
④ 三粒：原在“去油”前，据文例乙转。
⑤ 天水：包括雨水、冬霜、腊雪、露水等。

取雄猪胆八个，倒出胆汁。将透明雄黄一两研末，麝香一分，青黛二分，和匀，仍灌胆内，线扎头，悬透风处阴干。每服六厘，六厘敷患处，俱清水调，止用药，不用胆。

痟　疮

降香烧灰一钱半，人中白、黄连水煅，二钱，轻粉、冰片各五分，甘草汤洗净，上药愈。

喉　哦①

壁喜窠②十八个，烧存性，冰片五厘，俱末，鹅毛管吹入鼻，哦右吹左，哦左吹右。

腊　梨

松香三两，花椒一两半，明矾五钱。俱末，用青布剪作长条三寸许，盛前药缝好，浸真麻油四两内一昼夜，取出，灯上烧逼，油滴碗内，露一宿听用。将米泔和花椒、矾、葱头煎四沸，洗头。待冷，将前油搽，约搽五日愈。剃发数日后，疮当复痒，再发，仍复洗搽，永不发。

下部酸痛方

治大腿上下骨髌内疼痛，不能转动，由劳伤肾气，及当泄不泄，淫火留滞经络所致，服此效。

枸杞子、天麻、红花、五加皮各一钱半，白鲜皮、牛膝、

① 喉哦：即喉蛾，又称乳蛾。相当于扁桃体炎。

② 壁喜窠：即壁钱。为壁钱科壁钱属动物华南壁钱和北国壁钱的全体。

黄柏、当归各二钱，木通三钱。水煎服。

前方分两十倍，加虎胫骨二两，好酒炙脆，共末，蜜丸空心淡盐汤下，效。

杨梅疮

金银花、桦皮（做弓用的）、透明雄黄各一两。照本人量加酒，隔汤煮一炷香，饮醉出汗。冰片，入大田螺内化水，点疮即愈。

土茯苓四两，野艾根二两，僵蚕（要直的）七条[①]，蝉退（头足全）、杏仁（去皮尖）、肥皂仁、皂角子各七粒，生脂油一两，水十四碗。磁器煎七碗，每清晨服二碗，午服三碗，夜服二碗，连服七日，毒气全除。毒盛者再七剂，决效。

① 七条：原在“要直的”前，据文例乙转。

总书目

扁鹊脉书难经
伤寒论选注
伤寒经集解
伤寒纪玄妙用集
伤寒集验
伤寒论近言
重编伤寒必用运气全书
伤寒杂病论金匮指归
四诊集成
秘传常山杨敬斋先生针灸全书
本草撮要
（新编）备急管见大全良方
（简选）袖珍方书
经验济世良方
师古斋汇聚简便单方
新锲家传诸证虚实辨疑示儿仙方总论
静耘斋集验方
普济应验良方
苍生司命药性卷
（新刊东溪节略）医林正宗
医圣阶梯
诸证提纲
颐生秘旨
医学集要
医理发明
辨证求是
温热朗照
四时病机
治疫全书
疫证治例
（袖珍）小儿方
类证注释钱氏小儿方诀
儿科醒
外科启玄
疡科选粹
王九峰医案
医贯辑要
棲隐楼医话
医学统宗
仁寿堂药镜